"問診力"で
見逃さない神経症状

執筆

川崎医科大学総合医療センター特任准教授・脳神経内科
黒川勝己

帝京大学主任教授・脳神経内科
園生雅弘

医学書院

〈ジェネラリスト BOOKS〉
"問診力" で見逃さない神経症状

発　行　2019 年 11 月 1 日　第 1 版第 1 刷 ©

著　者　黒川勝己・園生雅弘

発行者　株式会社　医学書院
　　　　代表取締役　金原　俊
　　　　〒113-8719　東京都文京区本郷 1-28-23
　　　　電話　03-3817-5600（社内案内）

印刷・製本　三美印刷

本書の複製権・翻訳権・上映権・譲渡権・貸与権・公衆送信権（送信可能化権を含む）は株式会社医学書院が保有します.

ISBN978-4-260-03679-5

本書を無断で複製する行為（複写，スキャン，デジタルデータ化など）は，「私的使用のための複製」など著作権法上の限られた例外を除き禁じられています．大学，病院，診療所，企業などにおいて，業務上使用する目的（診療，研究活動を含む）で上記の行為を行うことは，その使用範囲が内部的であっても，私的使用には該当せず，違法です．また私的使用に該当する場合であっても，代行業者等の第三者に依頼して上記の行為を行うことは違法となります．

JCOPY 〈出版者著作権管理機構　委託出版物〉
本書の無断複製は著作権法上での例外を除き禁じられています．複製される場合は，そのつど事前に，出版者著作権管理機構（電話 03-5244-5088，FAX 03-5244-5089，info@jcopy.or.jp）の許諾を得てください．

＊「ジェネラリスト BOOKS」は株式会社医学書院の登録商標です．

序

　本書は，2013 年 10 月から 2014 年 9 月の 1 年間，月 1 回(計 12 回)『週刊医学界新聞』にて連載をしたものをベースにしています．連載時の 11 症例のほか，新たな 9 症例を追加して 20 症例(「もう一例」も合わせれば計 28 症例)に増やし，総論をつけたものです．

　日常臨床でよく遭遇する神経症状(頭痛・めまい・しびれなど)の原因の多くは一般的な疾患であり，緊急対応を要するような重篤な疾患でないことがほとんどだと思います．しかし，よく診る神経症状を訴える患者の中に，時に重篤な疾患が潜んでいます．臨床医は，その重篤な疾患を見逃したくない，と思われているでしょう．ただ，非専門医にとっては神経学は難しいと感じられ，重篤な疾患を見逃さないためには，一体どうすればよいのか，と困られている方もいらっしゃるのではないでしょうか．

　私たち脳神経内科医は，臨床神経学にとって最も大切なことは病歴聴取(問診力)である，と思っています．重篤な疾患を見逃さないためには，神経学的所見や画像検査よりも，病歴聴取(問診力)が最も大切なのです．

　本書では，その病歴聴取のポイントについて，重篤な疾患を見逃さないために，私たち脳神経内科医が必ず聴くこと，を書きました．これさえ聴けば何でも(最終)診断がつく，というわけではありませんが，重篤な疾患を見逃さなくなる可能性が高くなると思っています．また，一般的な疾患なのに，しばしば誤診されているために治療に結びつかない疾患についても，その病歴聴取のポイントを記載しています．ぜひ，日常診療にお役立ていただけば幸いです．

　読み方としては総論から読んでいただいてもよいですし，症例を読んでポイントをつかんでいただいた後で総論を読んでいただいても結構です．どの症例から読んでもわかるような記載を心がけています．症例集で繰り返し記載している内容は，重要なところだと思ってください．

　本書を読んだことで，重篤な疾患を見逃さずに済んだ，治療に結びついた，という方が一人でも多くいらっしゃれば幸いです．そして，読んでくださった方が，さらに臨床神経学に興味を持っていただければ本当に嬉しく思います．

本書を書くことができましたのも，ひとえに長年ご指導をいただいています，共著者である園生先生のおかげであり，深謝申し上げます．また，これまで臨床でご一緒した広島大学医学部附属病院，寺岡記念病院，川崎医科大学附属病院，安佐市民病院，広島市民病院，大田記念病院の脳神経内科や他科の先生，看護師をはじめとしたスタッフの皆さま，地域医療を支えておられる先生方に深謝いたします．また，私を支えてくれている家族に感謝します．最後になりましたが，医学書院の井上岬さんに深謝いたします．井上さんには，『週刊医学界新聞』の連載のときからかかわっていただき，毎回適切なご助言をいただきました．このたびの書籍化に際しましても，私の遅筆を根気強く待っていただき，本当に感謝申し上げます．

2019（令和元）年9月

黒川勝己

目次

序 iii

第1章 総論

非専門医が神経症状を診るために必要なスキルとは? 2

コモンな症状を診るための "問診力" とは? 10

第2章 よく診る症状別症例集

▶頭痛

症例1：締め付けられるような頭痛 22

Q その1 「頭痛が起こった瞬間, 何をしていましたか?」 23

Q その2 「このような頭痛は初めてですか?」 25

症例2：視界がキラキラする頭痛 27

Q その1 「頭痛が起こった瞬間, 何をしていましたか?」 29

Q その2 「これまでの頭痛と同じですか?」 29

Q その3 「キラキラは頭痛の前に起こりましたか?」 29

症例3：頭が重い感じのする頭痛 33

Q その1 「動いていると頭痛がひどくなって困りますか?」 35

Q その2 「吐気はありますか?」 35

Q その3 「光が眩しいと感じたり, 音がうるさいと感じたりしますか?」 35

症例4：片側のみの頭痛 38

Q その1 「ずきっとする痛みが, 短時間, 間欠的にきませんか?」 39

Q その2 「目の奥が痛んで, じっとしていられないほどですか?」 41

▶めまい

症例5：繰り返すめまい 43

Q その1 「じっとしていても, 30分間ずっとめまいが続いたのですか?」 45

Q その2 「めまいの最中, 顔がしびれていましたか?」 46

症例6：ぐるぐる回るめまい 48

Q その1 「これまでに同じようなめまいはありましたか?」 49

Q その2 「どういう状況でめまいが起きましたか?」 49

症例7：数年前からのめまい 53

Q 「頭痛はありませんか?」 55

症例8：意識が遠のくようなめまい 59

Q その1 「どのような状況で意識を失ったのですか?」 61

Q その2 「動悸がしたり,胸が痛かったりしませんでしたか?」 61

▶ しびれ

症例9：ビリビリするしびれ(1) 64

Q その1 「しびれて動かしにくく感じますか,感覚が鈍っていますか,
それともジンジン・ビリビリしますか?」 66

Q その2 「しびれはどんなときにひどく/軽くなりますか?
起床時はどうですか?」 68

症例10：感覚が鈍い感じのしびれ 70

Q その1 「いつしびれに気づきましたか?」 71

Q その2 「顔にしびれはないですか?」 71

Q その3 「背中の痛みやこりはないですか?」 73

症例11：ビリビリするしびれ(2) 75

Q 「少し前に風邪をひいたり,あるいは下痢をしたりしたことは
ありませんか?」 76

▶ 一過性意識消失

症例12：繰り返す意識消失 80

Q その1 「明らかなけいれんはありましたか?」 81

Q その2 「発作中,目は開いていましたか?」 83

症例13：一瞬の意識消失 86

Q 「急に体がぴくついたり,物を落としたりすることはありませんか?」 88

▶その他の症状

症例 14：筋収縮と弛緩を繰り返す（間代性）けいれん ··········· 92

Q 「症状の変動はありませんか?」 ································· 95

症例 15：足を反らせない（下垂足） ····························· 98

Q 「右足は歩き始めから反れなかったのですか?
　　歩いている途中から反れなくなりましたか?」 ········· 101

症例 16：足をひきずる（歩行困難） ··························· 104

Q その 1 「症状はどのように起こりましたか?」 ··········· 106

Q その 2 「症状の程度は同じですか?」 ····················· 107

症例 17：急に進行するもの忘れ ······························ 110

Q 「状態がよい日と悪い日がありますか?」 ················· 112

症例 18：もの忘れのある患者のけいれん ··················· 116

Q その 1 「寝ながら大声を出したりしませんか?」 ········· 119

Q その 2 「幻をみたりしませんか?」 ························· 119

症例 19：体重減少 ·· 122

Q 「体のどこかで，筋肉がぴくぴくすることはありますか?」 124

症例 20：疲れやすい ·· 128

Q その 1 「力の入りにくさは，休むとすぐに回復しますか?」 129

Q その 2 「症状は朝方からありますか?」 ····················· 130

索引 ·· 133

ブックデザイン：菊地昌隆

第1章

総論

非専門医が神経症状を診る ために必要なスキルとは？

非専門医も，神経症状を訴える多くの患者を診ている

　一般開業医外来，総合診療科外来や救急外来などを受診する患者の主訴として，「頭痛」，「めまい」，「しびれ」といった神経症状は上位を占めているのではないでしょうか．例えば，大石ら[1]による救急外来の受診理由の臓器別分類では，神経系は消化器系に次いで2番目に多い受診原因であり，そのうち多い訴えは「めまい」，「頭痛」，「脳卒中」，「意識障害」，「しびれ・脱力」，「けいれん」の順であったと報告されています（「脳卒中」は疾患名ですが，それ以外は神経症状です）．一般開業医外来や総合診療科外来での報告は見当たりませんが，同様な傾向と推測されますので，これらを担当する医師は自分の専門が何であろうと，神経症状を訴える多くの患者を診ているのが現状だと思われます．

　それらの患者の原因疾患の多くはcommon disease（頻度の高い一般的な疾患）ですが，時にcritical disease（頻度は必ずしも高くないが，専門的治療を要する重篤な疾患）が潜んでいます．神経疾患に限ったことではありませんが，臨床現場では，その**重篤な疾患を見逃さない臨床力**が，まず何よりも要求されています．実際，私の父親はかかりつけ医（一般開業医）を頭痛のため受診しましたが，原因は片頭痛や緊張型頭痛のような一般的な疾患ではなく，重篤な疾患であるくも膜下出血でした．患者は自分の病気を診断できませんから，くも膜下出血だからといって最初から脳神経外科

に受診するなどということはありません．かかりつけ医がいれば，患者はまずはかかりつけ医に相談するものです．したがって，かかりつけ医には，たとえ非専門医であっても，神経症状に関する重篤な疾患を常に検討し，少しでも疑わしければ適切に専門医に紹介する臨床力が要求されていると言えます．

もう一つ，非専門医であっても，**一般的な疾患を正しく診断できること**が，患者からは期待されています．頭痛なら片頭痛や緊張型頭痛が一般的な疾患ですし，手のしびれなら手根管症候群や頚椎症によるものが一般的な疾患です．これら一般的な疾患を正しく診断して，適切に治療をする（あるいは治療できるところに紹介する）ことが期待されているのです．しかし，実際には，片頭痛が緊張型頭痛と誤診されていたり，手根管症候群が頚椎症によるものと誤診されていたりすることは多く，正しく診断することは，実は必ずしも容易ではありません．したがって，非専門医は，一般的な疾患の典型的な患者を正しく診断できるように努めるとともに，もしも患者の症状が改善しない場合には，専門医に紹介するべきでしょう．

本書では，こうした非専門医の役割を果たすために最も大切なのは病歴聴取のスキルであることを示し，日常診療でよく遭遇する症状ごとの必須質問事項を具体的にレクチャーします．本書を読むことで「神経症状を訴える患者を診ることができそうだ，よしやってみよう」と思っていただければ嬉しく思います．そして，一人でも多くの患者とその家族の笑顔に出会っていただければ幸いです．

> ## 神経症状を訴える患者に対する非専門医の役割
> 1. 何よりも，重篤な疾患を見逃さないこと．常に重篤な疾患の可能性を検討し，疑わしければ専門医に紹介すること
> 2. 一般的な疾患の典型的な患者を正しく診断し，適切な治療を行うこと．もし，自分で治療をしていて症状が改善しない場合には，専門医に紹介すること

非専門医が苦手意識を抱くのは，脳神経内科の特殊性に一因がある

このように，好むと好まざるとに関わらず診ざるを得ない神経症状に対して，苦手意識を持っている非専門医は少なくないと思われますが，その原因の一つに，脳神経内科の特殊性があるように感じます．まずは，脳神経内科の特殊性を理解・把握できるよう，以下に解説します．

■ 特殊性その1：知識量の膨大さ

大学での神経系の授業を思い浮かべてみるとわかるように，冠名された幾多の神経難病や神経診察法，それらを理解するための神経解剖学など膨大な情報を教えられます．そのため，膨大な知識がなければ診断できそうにないと思われている非専門医の方も多いのではないでしょうか．

確かに「筋力低下」や「しびれ」の責任部位がどこにあるかを診断するためには，運動系や感覚系に関する神経解剖学の知識が必要となります．例えば，右腕が上がらないという患者を診る場合，筋力低下がどの筋肉にあるかを調べ，それらがどの髄節・腕神経叢・末梢神経を経由するのかという知識(例：三角筋は第5, 6頸髄(C5, 6)→腕神経叢の上神経幹→後神経束→腋窩神経，上腕二頭筋はC5, 6→腕神経叢の上神経幹→外側神経束→筋皮神経)を基にして責任部位を推定します(例：三角筋と上腕二頭筋の筋力低下がある場合，両者に共通したC5, 6あるいは上神経幹が責任部位と推定される)．専門医は，当然のごとくこのような神経解剖学の知識を身につけており，即座に頭の中で診断を下しているわけです．

しかし，臨床現場で非専門医に求められているのは，確定診断をつけることではありません．第一に求められているのは，「重篤な疾患の可能性を見逃さないこと」であり，そのために必要な知識さえしっかりと身につけておけばよく，確定診断は，専門医に任せればよいのです．第二に求められているのは，「一般的な疾患の診断ができること」ですので，一応そのための知識も必要です．「一応」と書いたのは，本来であれば，もしその知識を持っていなくても，専門医に紹介すればよいからです．「しびれ」を訴える患者などは，本当はすべて専門医に紹介でよいはずです．ただわが国

4　第1章　総論

では，専門医が大変少ないという大きな問題があり，それゆえに，非専門医が一般的な疾患の診断ができる知識も持ち合わせていなければならない現状があります．

> **非専門医に必要な知識**
> 1. 重篤な疾患の可能性を検討するための知識は必須
> 2. 一般的な疾患の典型的な患者を診断できる知識があることが望ましい
> それ以外の知識は（原則）不要である

> **（参考）専門医に必要な知識**
> 1. さまざまな疾患についての詳細な知識
> 2. 非典型的な患者も診断できる知識
> 3. それらの疾患を診断するための基盤となる神経解剖学の知識

■ 特殊性その2：診察手技の多さ・難しさ

医学系客観的臨床能力試験（objective structured clinical examination：OSCE）の内容を見ても，神経学的診察手技の数は多いことがわかるかと思います．実は，OSCE で学ぶ診察手技のほかにも，神経学的診察手技は数多く存在します．専門医は，数多くの神経学的診察手技を駆使し，神経所見を確認しています（例：錐体路徴候を評価する際，Babinski 徴候では評価が不確かな場合に，Marie-Foix 反射を追加して確認する）．

また，神経学的診察手技には，簡単には施行できず，身につけるために経験を要するもの，経験がないと評価が困難なものが多く存在します（**図1**）．例えば，腱反射の評価には**打腱器（ハンマー）**を使いますが，上手に使用しないと正常に出るはずの反射も出なくなってしまいます．**筋固縮（強剛）**を診る場合も，手や前腕を動かす速さが遅すぎても速すぎても正確な評価はできませんし，微妙な筋固縮があるかどうかを評価するには経験を要します．**徒手筋力検査（MMT）**についても，被検筋の筋力が本当に正常なのか軽度の筋力低下があるのか，左右差があるのかないのかを見極めるには，

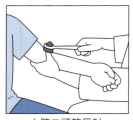 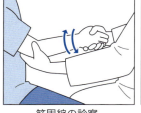 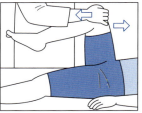

上腕二頭筋反射　　　　　筋固縮の診察　　　　　腸腰筋徒手筋力検査

図1 さまざまな神経学的診察手技

正確な手技が必要ですし，筋力低下の分布を評価するには多くの筋の評価を要します．専門医は，長年の経験を基に，これらの所見に評価を下しています．

　一方，非専門医に求められる神経学的診察手技は，必要最低限で，熟練を要さない手技だと思われます．第一には，重篤な疾患の可能性を検討するときに必要な診察手技（例：頭痛患者に対する項部硬直の診察；図2）ができることが要求されます．第2に，一般的な疾患を診断する際に必要な診察手技（例：手根管症候群に対するTinel徴候の診察；図3）ができることが望まれます．

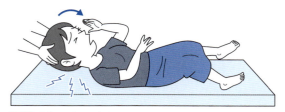

図2 項部硬直の診療
両手で患者の頭部を保持し，まず左右に回旋させ，抵抗を確認する．次いで前方に屈曲させて抵抗や疼痛の有無を確認する．項部硬直では，左右回旋の際には抵抗がなく，前方に屈曲させた際にのみ抵抗や疼痛が生じる．

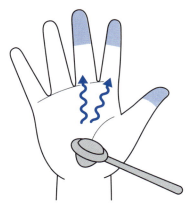

図3 Tinel 徴候の診察
手首の正中部を叩く，すなわち手根管部で正中神経を叩くと指先にビリビリ感が生じる．

> **非専門医に必要な神経学的診察手技**
> 1. 重篤な疾患の可能性を検討するための診察手技は必須
> 2. 一般的な疾患の典型的な患者を診断するための診察手技ができることが望ましい
>
> それ以外の診察手技は(原則)不要である

> **(参考)専門医に必要な神経学的診察手技**
> 1. 神経学的所見を正確に評価するための<u>十分な経験を伴う</u>診察手技
> 2. 神経学的所見の信頼性を確認するための<u>多彩な</u>診察手技

■ 特殊性その3：病歴聴取の比重の高さ

　疾患を診断するには，「病歴聴取」，「診察」と「検査」の3つが必要です．医学の進歩により新規の検査項目は増加しており，一般内科(＝脳神経内科以外の内科)では，診断における検査の比重，重要性は増々大きくなっているように感じます．脳神経内科でも，確かに新規の検査項目は増えて

います．しかし，それでも脳神経内科における病歴聴取の重要性・有用性は変わりません．また，神経疾患の診断には，診察（神経学的所見をとること）が重要と思われている方が多いと思いますが，実は**何よりも大切であり最も重要なことは，詳細な病歴聴取**です．海外でも"History is everything."と言われており，「29分病歴を聴き，1分で診察せよ」と教える医師もいるほどです．

　例えば，頭痛を訴える患者に対して，項部硬直という「神経学的所見」をとって陰性と判断したら，くも膜下出血は否定してよいでしょうか？　くも膜下出血初期には髄膜刺激徴候は生じません．つまり，陽性であれば，項部硬直は重要な所見ですが，陰性の場合でもくも膜下出血を否定はできないのです．それよりも，「突然発症した」という病歴をきちんと確認できるほうが診断には重要です．めまいでも，一過性で症状が治まっているときに，神経学的所見をとって問題がなかったら，心配ないと言ってよいでしょうか？　「めまいの最中に，顔がジンジンしびれていた」という病歴が聴取できれば，脳幹の一過性脳虚血発作（transient ischemic attack：TIA）を疑うことができ，脳梗塞の予防も可能となります．また，脳幹梗塞（Wallenberg症候群など）では，発症当日は頭部MRIの拡散強調画像（diffusion tensor imaging：DWI）ですら異常をとらえることが困難な場合が多くあります．画像検査で異常がないから脳梗塞ではない，とは言えません．すなわち，病歴聴取＞＞神経学的所見＞検査という重要性・有用性の順番になります．

　専門医は，病歴聴取の際に，患者の主訴から想定される疾患リストをすべて頭の中に想起し，それぞれの疾患であれば存在するであろう自覚症状の有無を一つひとつ確かめていくことによって，鑑別診断の幅を狭めていくという作業を行っています．そのためにはすべての神経疾患の詳細な臨床的特徴があらかじめ頭の中に入っていなければなりません．確定診断に至るこのような作業と神経学的診察による評価ができることこそが専門医の専門医たるゆえんと言えるでしょう．

　そして，神経疾患の診断には病歴聴取が最も重要ではありますが，上記のような確定診断に至る作業は専門医に任せて，非専門医は，まずは重篤

8　第1章　総論

な疾患を見逃さない病歴聴取のスキルを身につけることが重要です．次に，一般的な疾患で典型的なケースを正しく診断するための病歴聴取のスキルを身につけることが望まれます．

> **非専門医に必要な"病歴聴取"のスキル**
> 1. 重篤な疾患の可能性を検討するための病歴聴取スキルは必須
> 2. 一般的な疾患の典型的な患者を診断するための病歴聴取スキルが望まれる
>
> その他の病歴聴取スキルは（原則）不要である

> **（参考）専門医に必要な"病歴聴取"のスキル**
> 1. さまざまな疾患についての詳細な知識に基づいた病歴聴取スキル
> 2. 非典型的な患者も診断できる病歴聴取スキル

コモンな症状を診るための
"問診力" とは？

非専門医にとって最も大切なのは "問診力"

　先述したように，臨床現場において非専門医に求められている役割を果たすために身につけるべき最も大切なものは，第一に重篤な疾患の可能性を検討するための病歴聴取スキル，次に一般的な疾患を正しく診断するための病歴聴取スキルです．この病歴聴取スキル，つまり **"問診力"** なくしての診察のみあるいは画像検査のみでは誤診の危険性があるわけです．

　それではいよいよ，非専門医に必要な "問診力" とはどのようなものかを，具体的に考えていきたいと思います．ここでは，外来で遭遇する頻度の高い主訴である「頭痛」，「めまい」，「しびれ」，「意識消失」および「意識障害」に関して，重篤な疾患の可能性を検討するための『問診力』について述べます．実際にわれわれが現場で活用している必須質問ですので，非専門医の先生方にも必ず役立つはずです．

頭痛の "問診力" ―― 二次性頭痛を見逃さない

　頭痛は大きく「一次性頭痛」と「二次性頭痛」の 2 つに分類されます．前者は「頭蓋内外に原因となる器質的疾患が存在しない頭痛」であり，片頭痛や緊張型頭痛などが含まれます．一方，後者は「頭痛の原因となる何らかの疾患があって発生する頭痛」であり，その中にはくも膜下出血や髄膜炎など緊急性が高く重篤な疾患が含まれます．したがって，**臨床現場では，**

表1 頭痛の警告徴候

①新たに発症した頭痛
②50歳以降に発症した頭痛
③頭痛のパターンや性状に明らかな変化が認められる（例：症状の悪化や頻発化）
④随伴症状（例：意識障害，局在性麻痺）
⑤全身性疾患（例：癌，HIV，その他の免疫不全）
⑥全身症状（例：発熱，頸部硬直，体重減少）
⑦突然発症の頭痛（すなわち，雷鳴頭痛）
⑧頭部外傷後の頭痛

〔清水郁夫，他（監訳）：ワシントンマニュアル 外来編．p953，表41-1，メディカル・サイエンス・インターナショナル，2012．より改変〕

患者の頭痛が二次性頭痛かどうかを見極めることが何よりも大切です．そして，もしも二次性頭痛の可能性が少しでもあれば，直ちに専門機関へ紹介することが重要です．

では，どのようにして二次性頭痛を見逃さないようにするのでしょうか？ 例えば，『ワシントンマニュアル 外来編』では，「頭痛の警告徴候」として8つの項目を挙げています（**表1**）．

また，日本神経学会・日本頭痛学会による『慢性頭痛の診療ガイドライン2013』では，二次性頭痛を疑うべき頭痛として9パターンが記載されています（**表2**）．

このリストを利用して危険な頭痛を見逃さないようにすることも有用と考えます．ただ，実際の臨床現場でこれらの項目を暗記しておくのはかなり困難ですので，われわれは2点に絞っています．

頭痛の「レッドフラッグ」と必須質問（Q）

1. 突然発症の頭痛
　➡ Q.「頭痛が起こった瞬間，何をしていましたか？」

2. New headache
　➡ Q.「このような頭痛は初めてですか？」
　　（頭痛持ちの人には，「これまでの頭痛と同じですか？」）

コモンな症状を診るための"問診力"とは？　11

表2 二次性頭痛を疑う 9 つのパターン

①突然の頭痛
②今まで経験したことがない頭痛
③いつもと様子の異なる頭痛
④頻度と程度が増していく頭痛
⑤50 歳以降に初発の頭痛
⑥神経脱落症状を有する頭痛
⑦癌や免疫不全の病態を有する患者の頭痛
⑧精神症状を有する患者の頭痛
⑨発熱・項部硬直・髄膜刺激症状を有する頭痛

〔日本神経学会, 他(監), 慢性頭痛の診療ガイドライン作成委員会(編)：慢性頭痛の診療ガイドライン 2013. p6, 医学書院, 2013 より〕

表3 雷鳴頭痛の原因の例

1. 二次性頭痛
・くも膜下出血　　　　　　　　　　・未破裂脳動脈瘤
・頸動脈・椎骨動脈解離　　　　　　・可逆性脳血管攣縮症候群(RCVS)
・脳内出血/脳梗塞　　　　　　　　・脳静脈洞血栓症(CVST)
・下垂体卒中　　　　　　　　　　　・中枢性神経系血管炎
・第三脳室コロイド囊胞　　　　　　・特発性低髄液圧症候群(SIH)
・急性副鼻腔炎　　　　　　　　　　・斜台部の血腫

2. 一次性頭痛
・一次咳嗽性頭痛　　　　　　　　　・一次労作性頭痛
・性行為に伴う一次性頭痛　　　　　・一次雷鳴頭痛

RCVS：reversible cerebral vasoconstriction syndrome, CVST：cerebral venous sinus thrombosis, SIH：spontaneous intracranial hypotension.

　「突然発症の頭痛」とは，いわゆる雷鳴頭痛(thunderclap headache)のことです(**表1** の⑦，**表2** の①)．雷鳴頭痛は，突然に出現し，通常 1 分未満で痛みの強さがピークに達するものとされます．雷鳴頭痛は，**表3** に示したようにくも膜下出血以外でも生じ得ますが，いずれにせよ重篤な疾患の可能性があるため，専門医へ紹介すべきです．

　「New headache」とは，具体的には **表1** の②，③，④，⑥，⑧などが挙げられます．また **表2** では②〜⑥および⑨が含まれると考えられます．これらも二次性頭痛の可能性があるため，専門医へ紹介すべきものとなります．

これらの特徴は，一次性頭痛である片頭痛や緊張型頭痛のような慢性頭痛の特徴の裏返しでもあります．片頭痛や緊張型頭痛は突然発症しませんし，これまでに同じような頭痛を繰り返しているはずです．突然発症ではなく，これまでの頭痛と同じであれば，重篤な疾患に伴うものは否定してよいと思われます．

めまいの"問診力"──真性めまいで脳血管障害を見逃さない

　めまい患者への対応の第一歩は，**患者の訴えるめまいがどのような病態を意味するのかを明らかにすることです**．その手順を行わないと，診断にはたどり着けません．そのため，患者にめまいを具体的な表現に言い換えてもらって，めまいの病態を推測します（表4）．

　めまいは，よく vertigo＝「回転性めまい」と dizziness＝「浮動性めまい」とに分類されますが，この分類を言葉どおりにとらえると，vertigo の診断で誤る可能性があります．Vertigo は，「自分ないし環境についての運動性の幻覚」であり，その中には回転性の要素だけではなく，直線的あるいは傾斜感などの要素もあります．したがって，vertigo は「回転性めまい」ではなく，「真性めまい」と認識したうえで，患者の訴えるめまいの病態を鑑別するように心がけるのがよいでしょう．表4 に示すように，「引っぱられる・引き込まれる・傾くような」「ぐらぐら揺れる」などは決して回転性とは言えませんが，これらも vertigo の病態となります．

　さて，ここでは，真性めまいについて，危険な疾患を見逃さないポイントを述べます〔前失神・失神感は症例8（➡ p.59）で扱います〕．

　真性めまいは，末梢性前庭系の障害と中枢性前庭系の障害の大きく2つに分類されます（表5）．このうち，最も重篤な疾患は脳幹・小脳の脳血管障害と考えられます．したがって，**臨床現場では，この脳血管障害の可能性を検討することが非常に重要です**．

　では，そのために聴取すべきことは何でしょうか．われわれは，次の2点であると考えています．

コモンな症状を診るための"問診力"とは？　13

表4 めまいの病態による分類と代表的な表現

病　態	代表的な表現
真性めまい (vertigo) [自分ないし環境についての運動性の幻覚]	目が回る　ぐるぐる回る　天井が回る　身体がぐるぐる回る　引っぱられる・引き込まれる・傾くような　壁が流れるように見える　身体が側方に寄っていく　身体が傾いていく　深みに引っ張られる　ぐらぐら揺れる　地震がきたような　ふわーっとする　ふわふわ浮いているような　頭がふわふわする　体がふわふわする　雲の上にいる
前失神・失神感 (presyncope, faintness)	立ちくらみ　目の前が暗くなる/白くなる/色がつく　くらっとする　くらくらする　ぼーっとする　気が遠くなる　失神しそう　卒倒しそう
平衡障害 (disequilibrium, unsteadiness)	(歩いていて)ふらふらする・ふらつく　足元がふらつく　体がふらふらする　よろめく
上記以外の不明確なめまい感 (light-headedness, giddy sensations)	頭がふらふらする　頭が空になる

表5 真性めまいの原因による分類例

1. 末梢性前庭系[迷路(耳石器，三半規管)，前庭神経]の障害
   1)良性発作性頭位めまい症(BPPV)
   2)Ménière 病
   3)前庭神経炎

2. 中枢性前庭系(脳幹，小脳，稀に大脳)の障害
   1)脳幹・小脳の脳血管障害：梗塞，出血，一過性脳虚血発作(TIA)
   2)脳幹炎症性・免疫性疾患：多発性硬化症，神経 Behçet 病
   3)前庭性片頭痛
   4)てんかん(側頭葉・頭頂葉てんかん：前庭てんかん)

BPPV：benign paroxysmal positional vertigo, TIA：transient ischemic attacks.

真性めまい(vertigo)の「レッドフラッグ」と必須質問(Q)

1. New vertigo

➡ Q.　「このようなめまいは初めてですか？」(めまい持ちの人には，「これまでのめまいと同じですか？」)

2. 明確な誘因のないめまい
➡ Q. 「どういう状況でめまいが起こりましたか？」)

　もしこれまでも同じようなめまいを繰り返しているのであれば，前庭性片頭痛やMénière病，良性発作性頭位めまい症（benign paroxysmal positional vertigo：BPPV）などが考えられます．脳血管障害を長年繰り返すことはないからです（TIAを1か月以内に繰り返すことはあり得ます）．

　また，BPPVなら，必ず頭位（体位）変換時にめまいが生じるはずです（ただし，クプラ結石症を除く）．もしも，一度でも誘因が明らかでないめまいのエピソードがあれば，安易にBPPVとせず，重篤な疾患の可能性を考えるべきです．

　さらに，脳幹および小脳梗塞を鑑別するために，以下のポイントに沿って問診します．

脳幹梗塞の確認ポイント
- 感覚障害：顔面や四肢の温度感覚に左右差がないか，異常感覚（ジンジン感）がないか
- 嚥下障害：唾が飲み込めなくなっていないか，水などを飲み込むときにむせないか
- 複視：遠くを見たときに，物が二重に見えないか

小脳梗塞の確認ポイント
- 立てない，歩けない

　これらの症状は必ずあるわけではありませんが，もしあれば，脳血管障害を疑う重要なポイントとなります．

しびれの"問診力"
——脳卒中とGuillain-Barré症候群を見逃さない

　しびれも，めまいと同様に多義的な言葉であるので，まずは患者が訴え

コモンな症状を診るための"問診力"とは？　　15

表6 しびれの病態による分類と代表的な表現

病　態	代表的な表現
運動障害 ・筋力低下 ・動作緩慢	力が入らない 動きが悪い
感覚鈍麻	触っても感覚がにぶい
異常感覚 ・自発的異常感覚（何もしなくても感じられるもの） ・錯感覚（触ったときに誘発されるもの）	ビリビリする　ピリピリする ジーンとする　一枚皮がかぶったような 足の裏に何かがくっついているような 砂利の上を歩くような　正座でしびれたときのような

るしびれの意味がどのような病態であるかを明らかにすることから始めます．

　しびれには，**運動障害，感覚鈍麻，異常感覚**の3つの病態があります（**表6**，症例9 ➡ p.65）．運動障害には，筋力低下のみならず，動作緩慢な病態も含まれています．異常感覚には，自発的異常感覚と錯感覚があり，正座のときのしびれと言った場合には，その両方の病態があることもあります．

　このように，しびれには多くの病態がありますが，**臨床現場において見逃したくない疾患**としては，**緊急の対応が必要になる脳血管障害とGuillain-Barré症候群**（Guillain-Barré syndrome：GBS）が挙げられます．それらの可能性が示唆されるかどうかをまずは検討すべきです．

　聴取のポイントは，以下の2点です．

しびれの「レッドフラッグ」と必須質問（Q）

1. 急性発症のしびれ

　➡ Q.　「しびれはいつ起こりましたか？」

2. 顔面を含むしびれ

　➡ Q.　「しびれは顔にもありますか？」

しびれが運動障害でも感覚障害でも，**急性に発症した場合は，脳血管障害の可能性**があります．圧迫性ニューロパチーも急性に発症することがあります(例：橈骨神経麻痺の下垂手や腓骨神経麻痺の下垂足など)が，日中活動時に生じたのであれば，それらも否定できます．また，急性発症の四肢麻痺であれば，必ず Guillain-Barré 症候群を鑑別すべきです．

　さらに，顔面のしびれは，頸椎症などでは生じませんので，頭の病変を意味する重要な所見と言えます．なお，急性発症の顔面の麻痺には，Bell 麻痺など末梢性のものも含まれますが，こちらも早期からの治療が必要であり，専門医への紹介でよいと考えます．

一過性意識消失の "問診力"
──心原性失神を見逃さない

　一過性意識消失(transient-loss of consciousness：T-LOC)の主な原因は，**てんかんと失神**です．その他の原因としては，**TIA や心因性**があります(**表7**)．てんかんは大脳の神経細胞が過剰に興奮することによって発作(症状)が生じるもので，さまざまな発作(症状)がありますが，意識消失もその一つです．失神は，脳虚血によって，意識を司る大脳皮質や脳幹網様体の機能が低下して意識を失うものです．失神は，大きく心原性失神とそれ以外に分けられますが，心原性失神には不整脈や器質的心疾患など極めて重篤な疾患が含まれます．**臨床現場において，最も見逃したくないものは，心原性失神**です．

　なお，失神と TIA はいずれも一過性の脳虚血を生じますが，前者は，血圧低下などによる，一過性の全脳虚血病態であり，後者は，閉塞血管領域における一過性の局所脳虚血病態です．失神を広く一過性意識消失の意味で用いることもありますが，狭義の失神には TIA は含まれないことを理解しておくことが必要です．

　心原性失神などの重篤な疾患を見逃さないために，われわれは次の2点を聴取のポイントとして考えています．

表7 一過性意識消失の原因による分類

1. てんかん

2. 失神（狭義）
   1）心原性失神：不整脈（徐脈性，頻脈性），器質的心疾患
   2）非心原性失神：神経調節性失神（血管迷走神経性失神），起立性低血圧

3. その他
   1）椎骨脳底動脈系の TIA
   2）心因性

一過性意識消失の「レッドフラッグ」と必須質問（Q）

1. 明確な誘因がない，もしくは労作時の一過性意識消失

➡ Q. 「どのような状況で意識を失ったのですか？」

2. 前兆としての動悸・胸痛

➡ Q. 「動悸がしたり，胸が痛かったりしませんでしたか？」

血管迷走神経性失神では，長時間の起立・緊張や，情動ストレス（恐怖，痛み，驚愕など）といった明確な誘因があるはずです．一過性意識消失を繰り返す場合には，必ず毎回明確な誘因の有無を確認し，1回でも誘因が明らかでなければ重篤な疾患の可能性を考えるべきです．労作時（運動中）に生じた場合には，大動脈弁狭窄や閉塞性肥大型心筋症による心原性失神の鑑別が必要です．もし，前兆として動悸あるいは胸痛があった場合には，心原性失神を示唆する重要な症状と考えられます．

表8に失神とてんかんを鑑別するポイントを示します．失神とてんかんの鑑別は必ずしも容易ではありません．病歴から，典型的な血管迷走神経性失神であると診断できる症例以外は，専門医へ紹介するのがよいと思います．

意識障害の"問診力"——緊急事態としての対応

意識障害患者への対応は，これまでの対応とは異なります．緊急事態で

表8 失神とてんかんの鑑別ポイント

誘因	血管迷走神経性失神には必ず誘因がある
症状	前　兆：動悸・胸痛（あれば心原性失神を疑う） 　　　　眼前暗黒感（あれば失神） 発作中：けいれん（1分以上続けばてんかん） 　　　　開眼（全般てんかんなら開眼している） 　　　　顔面蒼白（失神），脈拍触知不良（失神） 　　　　長時間の意識消失（てんかん），初期喚声（てんかん） 発作後：もうろう状態（てんかん），頭痛（てんかん）

表9 意識障害の原因

1. 構造病変：脳出血，くも膜下出血，慢性硬膜下血腫，腫瘍
2. 炎症性疾患：脳炎（単純ヘルペス脳炎），脳膿瘍，Creutzfeldt-Jakob病
3. 代謝異常：低血糖，糖尿病性昏睡，肝性脳症，尿毒症性脳症，高炭酸血症，電解質異常（高・低ナトリウム血症，高カルシウム血症），内分泌障害（甲状腺機能低下症，副腎不全，汎下垂体機能低下症），ビタミンB_1欠乏症（Wernicke脳症）
4. 中毒：薬物中毒，CO中毒
5. その他の全身性要因：高血圧性脳症，心原性ショック，敗血症性ショック，熱中症，せん妄

あり，診断とともに治療も並行して進める必要がありますし，病歴聴取も意識障害がある本人からはできません．

　意識障害の原因は多岐にわたります（**表9**）．

　これらの疾患を鑑別するため，目撃者はもちろんのこと，救急隊員や家族から次のようなポイントについて病歴聴取をします．その結果，脳卒中などを疑った場合は画像検査を行い，低血糖を疑ったら，直ちに簡易血糖測定を行う必要があります．

意識障害の確認ポイント

- 外傷の有無➡あれば硬膜下血腫，硬膜外血腫などを疑う
- 発症が突然かどうか➡突然なら，脳卒中を疑う
- 発見時および来院までの状況➡けいれんの有無などで，単純ヘルペス脳炎なども疑う

- 既往歴➡糖尿病があれば，低血糖や高血糖を疑う
- 薬物歴（常用薬のほか麻薬を含む）➡睡眠薬の副作用などを疑う
- 嗜好（アルコール歴など）➡低血糖やけいれんなどを疑う

　いかがでしょうか．意識障害以外の症状に関しては，必須質問は 2 つずつです．これなら実行可能ではないでしょうか．

　では，この総論の知識を持ったうえで，個別の症例を見ていきましょう．質問を覚えておけば，きっと見逃すことはないはずです．

文献

1) 大石知瑞子，他：ATT（advanced triage team）と SCU 導入の 1・2 次救急診療への影響と，神経内科医の救急医療での役割についての検討．日神救急会誌 21(2)：28–32, 2009.

第2章

よく診る症状別
症例集

頭痛

症例 1：締め付けられるような頭痛

症例

患者 50歳台，男性

主訴 頭痛

病歴 3か月前から，気付くと後頭部が重く締め付けられるような頭痛があった．横になって安静にすると軽快したが，頭痛に気づいてから1週間後には目の焦点が合わないことも自覚したため，救急外来を受診した．頭部CT，さらには頭部MRIも施行されたが異常なし．その後1か月程度で目の症状は消失したため様子をみていたが，頭痛は続いたため脳神経内科を受診した．

　患者は後頭部の頭重感・締め付け感といった「頭痛」を訴えています．頭痛診療で最も大切なことは，「片頭痛」や「緊張型頭痛」といった一般的（common）な**「一次性頭痛」**と，重篤（critical）な**「二次性頭痛」**をきちんと鑑別することです．

　二次性頭痛を見逃さないためには，**頭痛の「レッドフラッグ」**を2つ知っておくことが大切であると総論でも述べました．患者の「病歴」からは，一次性頭痛と二次性頭痛，どちらの可能性が考えられるでしょうか．

つづき

　既往歴としては，高血圧と脂質異常症がある．約2か月前に救急外来で施行された頭部CTおよびMRIでも異常は指摘されていなかったことから，引き続き緊張型頭痛として経過をみることになった．

22　第2章　よく診る症状別症例集

頭痛のレッドフラッグ，一つ目は「**突然発症の頭痛**」です．突発性に起こり，1分未満で痛みの強さがピークに達する「雷鳴頭痛」のような突然発症の頭痛であれば，たとえ患者が歩いて外来受診していても必ず，くも膜下出血を疑わなければなりません．

その鑑別には下記の質問が有効です．

Q その1 「頭痛が起こった瞬間，何をしていましたか？」

頭痛が起こった瞬間に何をしていたかが言える場合は，突然発症と考えられます．実際，私（黒川）の父はくも膜下出血の最初の出血発作（minor leak あるいは警告出血とも呼ばれます）のエピソードを「**朝，昆布茶を飲んだ瞬間にどーんときた**」と日記に記載していました．その後，二度目の出血発作（major bleeding）が生じたため亡くなってしまいましたが，もし最初の発作でかかりつけ医を受診した際「レッドフラッグ」に気付かれていれば，救われたかもしれません．この質問は，頭痛診療において最も重要な質問だと思います．

さて，患者の頭痛は，「**気付くと後頭部が重く締め付けられるような頭痛があり**」とのことから，突然発症ではなかったようなので，くも膜下出血は否定的と考えられます．頭痛の性状からも，確かに「緊張型頭痛」として矛盾しないように思われます．

ではそのまま，経過観察としてよいのでしょうか．

つづき

　頭痛はその後も改善せず，受診の翌日には家族が話しかけてもすぐに目を閉じるようになった．薬を飲んだことも忘れるようになり，さらに翌々日には嘔吐したため救急搬送された．血圧 170/96 mmHg，脈拍 68/分，意識レベルは JCS 2桁，右上肢に軽い麻痺が示唆された．頭部 CT（図）により両側の慢性硬膜下血腫および切迫性脳ヘルニアと診断され，直ちに脳神経外科にて緊急手術が施行された．

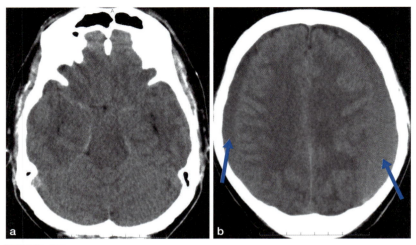

図 頭部 CT
両側に三日月状の血腫があり(b;矢印),中脳が圧排され高度に変形し(a),切迫性脳ヘルニアと考えられた.

　患者はその後も頭痛が持続し,意識障害を来し,嘔吐したため救急搬送されています.頭部 CT が施行されたところ切迫性脳ヘルニアの所見があり,今にも呼吸が止まりそうな状況であったため,脳神経外科にて緊急手術(両側穿頭ドレナージ術)が施行されました.

　その後,頭部 MRI の所見などから「特発性低髄液圧性頭痛」と診断され,硬膜外自家血注入療法(いわゆるブラッドパッチ)で治療されました.当初の頭痛も「**横になって安静にしていると軽快した**」ことから起立性頭痛と思われ,目の焦点が合わない複視と同様「特発性低髄液圧性頭痛」に伴うものと考えられました.

　約 2 か月前に施行された頭部 CT,MRI では異常なしと診断されていた今回の患者ですが,どうすれば,画像検査など再度の検索の必要性を判断できたのでしょうか.脳神経内科受診時に何を聴けば,このような事態を予測できたのでしょうか?

Q その2 「このような頭痛は初めてですか？」

頭痛のレッドフラッグ，2つ目は「new headache」です．New headache というのは，患者が「こういう頭痛は初めて」と感じるもの・訴えるものすべてを指します(**総論➡ p.12**)．もともと頭痛持ちの患者にも「**これまでの頭痛と同じですか？**」と聴くことで new headache か否かを判断することが大切です．

後日患者に聴いたところ，当初は頭痛の程度も軽く，いつも午後になると痛くなっていたそうです．それが脳神経内科に受診する4日前から痛みがひどくなり，かつ午前中から痛むようになったとのことでした．これは，頭痛の程度や頻度が増していく「これまでになかった」頭痛と言えるでしょう．脳神経内科受診時に new headache と判断され，緊急で頭部 CT を施行していたら，早期の慢性硬膜下血腫が見つかり，意識障害に至らずにすんだかもしれません．

症例は最終的に，特発性低髄液圧性頭痛が慢性硬膜下血腫を来して急性に増悪し，意識障害に至ったと最終的に診断されました．ただしプライマリ・ケアの場面においては，必ずしも最終診断までつける必要はなく，頭痛のレッドフラッグを見極められればよいと思います．

もう一例

ここでもう一例，new headache の例をお示しします．女子中学生が頭痛のため母親に連れられて受診しました．小学生のころから片頭痛持ちのようでしたが「**これまでと同じ頭痛ですか？**」と聴くと，夏休みから頭痛がひどくなっている，つまり new headache と考えられました．さらに「**起床時に吐いたりしませんか？**」と聴くと，最近朝起きたときに嘔吐した，と母親が答えました．これは頭蓋内圧亢進症状と思われ，直ちに頭部 CT を施行すると，脳腫瘍が脳脊髄液の流れを妨げて水頭症を起こし，脳幹は圧排変形してもう少しで脳ヘルニアになりそうな状態で，脳神経外科に緊急入院となりました．

こうした場合も，プライマリ・ケア医なら new headache と考えた時点で専門医に紹介すればよいでしょう．くどいようですが，頭痛の確定診断をつける必要はなく，二次性頭痛を見逃さないこと，そのために必ず2つのレッドフラッグを聴くことが大切です．もともと頭痛持ちの患者に対しても，毎回これまでの頭痛と同じであるかを聴くことに加え，もしも「これまでで初めて」の頭痛が生じたら，直ちに受診するよう，日ごろからの患者指導も重要になります．

まとめ

- 頭痛の原因は……慢性硬膜下血腫(✕緊張型頭痛)，脳腫瘍(✕片頭痛)
- 今回の"問診力"……頭痛持ちの患者に対しても「これまでと同じ頭痛か」を聴く．違うようなら new headache として検索を行う．

頭痛

症例2：視界がキラキラする頭痛

症例

患者 30歳台，女性

主訴 頭痛

病歴 以前からときどき頭痛がしていた．頭痛が生じる前には視界がキラキラしていた．本日夕方，激しい頭痛がしたので救急外来を受診した．

　頭痛を訴える患者は日常診療においてとても多いと思います．総論で記したとおり，頭痛は大きく「**一次性頭痛**」と「**二次性頭痛**」に分類されます．一次性頭痛は，臨床検査上あるいは頭頸部画像検査などで頭痛の原因となる明らかな器質的疾患が存在しない場合の頭痛の総称で，片頭痛や緊張型頭痛が含まれます．一方，二次性頭痛は，頭痛の原因となる何らかの疾患があって発生する頭痛の総称で，くも膜下出血や髄膜炎など重篤な疾患が含まれます．

　頭痛はほとんどの人が経験していると思われますが，片頭痛の生涯有病率は16％，緊張型頭痛のそれは78％という報告があります[1]．また，頭痛のために医療機関を受診した患者の大多数は片頭痛であったとの報告があります[2]．したがって，頭痛患者を診る場合，片頭痛あるいは緊張型頭痛のいずれかである確率は高く，最初からそのどちらに合致するかを考えて診療することもあるのではないでしょうか．

　患者は以前から頭痛が生じることがあり，頭痛持ちのようです．慢性頭

痛の約9割が一次性頭痛であり[3)]，この患者は一次性頭痛を持っていることが考えられます．その頭痛には，視界がキラキラするエピソードが先行していたようですが，このような視覚性前兆を「閃輝暗点」と呼び，閃輝暗点を伴う頭痛の場合，片頭痛が考えられます．

　それでは，今回の頭痛も片頭痛と考えてよいでしょうか．みなさんだったら，どのような問診をしますか？

つづき

> 「今回の頭痛のときも視界がキラキラしましたか？」と聴くと，患者は「今回も頭痛のときに視界がキラキラとした」と答えた．

　今回の頭痛に際しても，閃輝暗点はあったようです．それでは，診断は片頭痛としてよいでしょうか．

　最初に述べたように，頭痛は大きく一次性頭痛と二次性頭痛に分類されます．頭痛診療の第一ステップは，重篤な疾患の可能性がある二次性頭痛を鑑別することです．もし二次性頭痛が否定的であれば，次のステップとして，一次性頭痛の中でもできるだけ早く治療をしてあげたい群発頭痛や三叉神経痛の可能性を検討し，それらが否定的であれば，片頭痛や緊張型頭痛の可能性を検討する，というステップに進みます．

　二次性頭痛を鑑別するために，頭痛の「レッドフラッグ」を2つ作ったことはすでに述べました．一つは「突然発症」，もう一つは「new headache」です．

　この患者の場合は，以前からの頭痛持ちであること，閃輝暗点を伴う頭痛を繰り返していること，今回も閃輝暗点があったことから，片頭痛でよいだろうと思いたいのですが，どのような患者にも必ず頭痛のレッドフラッグは確認すべきです．

　まず，突然発症に関して以下のような質問をします．

28　第2章　よく診る症状別症例集

Q その1 「頭痛が起こった瞬間，何をしていましたか？」

この質問に対して，患者は「ペンキを塗っていたら，突然後頭部が痛くなった」と答えました．すなわち，突然発症と言えるエピソードです．片頭痛ではこのような突然発症にはなりませんので，この時点で片頭痛が否定的となります．

次に，new headache に関する質問として，患者は頭痛持ちでしたから，

Q その2 「これまでの頭痛と同じですか？」

と聴くと，「これまでに経験したことがない，激しい頭痛だった」と答えました．すなわち，new headache と言えます．

つまり，今回の頭痛は，安易に片頭痛として片付けてはいけないと考えられます．そのため，閃輝暗点についてさらに以下のような質問をしました．

Q その3 「キラキラは頭痛の前に起こりましたか？」

すると，「いつもは視界がキラキラしてからその後頭痛がしていたが，今回は，ペンキを塗っていて突然後頭部が痛くなったのと同時に視界がキラキラした」とのことでした．閃輝暗点の起こった時期も，いつもとは異なっていたようです．

つづき

> 頭部 CT でくも膜下出血が確認された（**図**）．脳神経外科にて治療され，1 か月後に退院し，その後元気に過ごしている．

患者は片頭痛があったと思われますが，今回はくも膜下出血であり，適切な治療がなされました．頭痛持ちの患者でしたが，頭痛のレッドフラッグを確認することによって二次性頭痛を見逃さずにすみました．もしも，

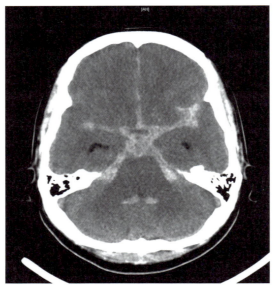

図 頭部 CT
鞍上部周囲のくも膜下腔にヒトデ型（ペンタゴン）の高吸収域を認め，脳室にも一部逆流している．

　最初から片頭痛だろうという考えで，今回も閃輝暗点があるからといって片頭痛と診断していたら，治療が遅れた可能性があります．

　閃輝暗点は，片頭痛の前兆としてよく知られており，「固視点付近にジグザグ形が現れ，右または左方向に徐々に拡大し，角張った閃光で縁取られた側方部凸形を呈し，その結果，種々の程度の絶対（完全な）暗点または相対的な暗点を残す」[4]ものです．通常は頭痛の始まる直前に起こり，閃輝暗点が治ると，それと入れ替わるように頭痛が生じます．そのメカニズムについては不明な点が多いのですが，現時点においては，皮質拡延性抑制（cortical spreading depression：CSD）＊が生じるため前兆が発現するという説が提唱されています．

＊　一過性の大脳皮質ニューロンの過剰興奮とそれに続いて起こる電気活動抑制状態が2〜3 mm/分の速度で周囲の大脳皮質を伝搬する現象．

一方，くも膜下出血に閃輝暗点が前駆ないし合併することがあります．この機序としては，くも膜下出血が脳表にCSDを引き起こすためではないかと考えられています．今回の場合，患者はいつもは前兆としてある閃輝暗点が，頭痛と同時に生じていた，と話していました．この発生時期の違いも，いつもとは違う，という点で重要だと思います．閃輝暗点があるからと言って，必ずしも片頭痛とは限らないわけです．

　今回のように，もともと頭痛持ちの患者にも二次性頭痛は生じ得ます．また片頭痛のみならず，緊張型頭痛の患者にも二次性頭痛は生じ得ます．緊張型頭痛の特徴とされている「肩こり」の有無を最初から聴いて，それがあるからといって緊張型頭痛と断定してはいけません．症例1（➡ p.23）で紹介した私（黒川）の父の場合もそうでしたが，くも膜下出血でも肩こりを自覚するので，必ず頭痛のレッドフラッグを確認することが必要です．

　普段から頭痛をよく診るベテラン医師の場合，ついつい，また片頭痛，また緊張型頭痛だろうと思い込んで診療をしてしまう可能性はないでしょうか．もしも，頭痛のレッドフラッグを確認していない場合には，実は知らない間に危険な頭痛を見逃している可能性もあり得ます．頻度は低くても危険な頭痛の可能性がないかどうかを確認することが，医師としての役割だと思います．

まとめ

- 頭痛の原因は……くも膜下出血（✕片頭痛）
- 今回の"問診力"…もともと頭痛持ちの患者でも二次性頭痛を生じることがあるため，必ずレッドフラッグを確認する．

1) Rasmussen BK, et al：Epidemiology of headache in a general population--a prevalence study. J Clin Epidemiol 44(11)：1147-1157, 1991.
2) Lipton RB, et al：A self-administered screener for migraine in primary care：The ID Migraine validation study. Neurology 61(3)：375-382, 2003.
3) 北見公一：一次頭痛の診断(片頭痛，緊張型頭痛など)．坂井文彦(編)：最新医学別冊　新しい診断と治療のABC 21　頭痛(改訂第2版)．pp50-61，最新医学社，2013．
4) 日本神経学会，日本頭痛学会(監)，慢性頭痛の診療ガイドライン作成委員会(編)：慢性頭痛の診療ガイドライン2013．pp87-88，医学書院，2013．

頭痛

症例3：頭が重い感じのする頭痛

症例

患者 20歳台，女性

主訴 頭痛

病歴 以前から頭全体が重い感じがする頭痛持ちである．一昨日の頭痛が特にひどかったので，脳神経内科を受診した．

　これまでにも述べてきたように，頭痛診療の第一ステップでは，重篤な疾患の可能性がある「**二次性頭痛**」を見逃さないために，**頭痛の「レッドフラッグ」**（「**突然発症**」と「**new headache**」）を確認することが大切になります．突然発症に関しては，頭痛が起こった瞬間何をしていたかが言えるかどうか，new headacheに関しては，頭痛持ちの人であれば，これまでの頭痛と同じかどうか，が確認の手段になります．

　この患者の場合，「**一昨日は朝起床時からすでに頭痛があった**」とのことでした．そのため経過を確認すると，「**その後だんだんとひどくなった**」とのことでしたので，突然発症とは言えないと判断しました*．次に，これまでの頭痛と同じかどうかですが，「**一昨日はひどかったが，同じようにひどい頭痛はこれまでにもあった**」とのことでしたので，new headacheで

---

* ちなみに，脳腫瘍などで脳圧亢進がみられる際にも起床時に頭痛がありますが，起床後は脳圧が低下するため，頭痛は軽減するのが一般的であり，この患者は脳腫瘍による頭痛の経過とは異なると思われます．

もないと考えられました.

　幸い頭痛のレッドフラッグを認めないようですが，次のステップはどのように進めればよいでしょうか？

つづき

> 　患者によると「これまでの頭痛も一昨日の頭痛も，頭の片側が痛くなることはなく，頭の全体が重い感じ・締め付けるような感じがする．拍動性はない．肩こりがひどい．キラキラした光が見えたり視野が狭くなったりするような前兆はない．頭痛がひどいときはじっとしており，一昨日もじっとしていた．特に頭痛治療薬というものは飲んでいないが，今日は頭痛はない」とのこと．なお，熱はなかった．

　患者の頭痛の性状は上記のようでした．発熱を確認したのは，髄膜炎の可能性を除外するためです．今日は頭痛がないようですし，念のため髄膜刺激徴候を確認しましたが認めませんでしたので，髄膜炎は否定的と考えられます．

　さて，これまでのところ二次性頭痛を思わせる病歴はないので少し安心して診療を続けられます．また，慢性頭痛の患者の場合，頭痛治療薬の飲み過ぎにより「薬物乱用頭痛」が生じている可能性も検討する必要がありますが，今回の患者は薬を飲んでいないので否定的と考えます．

　次のステップとして「一次性頭痛」である「片頭痛」あるいは「緊張型頭痛」のいずれかに合致するかどうかを検討しますが，さて，どちらの可能性が高いでしょうか？

　患者の頭痛には，片頭痛の特徴とされている「片側性」や「拍動性」ではなく，緊張型頭痛の特徴とされている「締め付け感」(表)あるいは「肩こり」がありますので，緊張型頭痛と考えてよいでしょうか．

表 片頭痛と緊張型頭痛の特徴

前兆のない片頭痛
・片側性
・拍動性
・中等度〜重度の強さ
・日常的な動作(歩行や階段昇降など)により頭痛が増悪する,あるいは頭痛のため
　に日常的な動作を避ける
・随伴症状として悪心あるいは光過敏・音過敏を伴う

反復性緊張型頭痛
・両側性
・非拍動性(圧迫感または締め付け感)
・軽度〜中等度の強さ
・日常的な動作により増悪しない
・随伴症状として悪心はなく,光過敏や音過敏はあってもどちらか一方のみ

〔日本頭痛学会・国際頭痛分類委員会(訳):国際頭痛分類 第3版.医学書院,2019に基づいて
作成〕

　上記病歴のなかに,気になる点があります.それは「頭痛がひどいとき
はじっとしており,一昨日もじっとしていた」という部分です.緊張型頭
痛は,頭痛の強さは軽度から中等度であり,日常的な動作で増悪はないの
で,一般的に寝込むようなことはありません.もし寝込んでしまうほどの
頭痛であれば,それは片頭痛の可能性を考えるべきでしょう.そこで,片
頭痛かどうかを確認するために,以下の3つの質問をします.

Q その1　「動いていると頭痛がひどくなって困りますか?」

Q その2　「吐気はありますか?」

Q その3　「光が眩しいと感じたり,音がうるさいと感じたりしますか?」

　患者は「一昨日頭痛が朝からあったが,家事をしていてだんだんと頭痛

がひどくなってしまったため，じっとして寝て過ごした」とのことでした．いつもはありませんが，一昨日は吐気もあったそうです．また，頭痛の際は，カーテンを開けるのがいやになるそうで，テレビの音がとてもうるさいと感じるそうです．つまり，「日常的な動作によって増悪し，日常生活に支障を来す」，「悪心がある」，「光過敏・音過敏がある」ことが確認できました．これらはいずれも片頭痛のほうを支持する特徴です．

　実際，片頭痛の簡易スクリーニングとして，「日常生活に支障がある」，「悪心」，「光過敏」の3項目のうち2つがあれば片頭痛である感度0.81，特異度0.75という報告もあります[1]．実践的には，「反復性の，日常活動に支障がある頭痛」が片頭痛を疑う入り口と考えられます．

　一方，従来から片頭痛の最大の特徴といえば「片側性」や「拍動性」とされており，それらがあれば片頭痛と考えられますが，ここで注意する点は，「両側性」や「非拍動性」だからといって片頭痛を否定できない，ということです．また，よく緊張型頭痛の特徴とされる肩や首のこりは，片頭痛でも生じます．したがって，それらの特徴だけでは，片頭痛と緊張型頭痛の鑑別はできないと考えられます．

つづき

> 　一昨日は休日だった．休日によく頭痛が生じていること，またいつもより食事の時間が遅れて空腹のときに頭痛が起こることなどを確認し，患者にもどのような状況で頭痛が生じるかを把握するよう指示した．ライフスタイルの改善や片頭痛の予防薬によって，頭痛の症状や頻度が軽減した．

　疫学調査から，片頭痛の誘発因子として，ストレス（約60％の患者はストレスがあるとき，約25％はストレスから解放されたとき），疲れ，睡眠（約30％は睡眠不足，約25％は寝過ぎ），月経周期，天候の変化，空腹，アルコールなどが挙げられています[2]．また，個人差はありますが，チラミンを含む食物（チーズ，チョコレート，ナッツ類，柑橘類）で誘発される方がいます[2]．したがって，患者にどのような状況で頭痛が起こるかを確

認させ，ライフスタイルを改善させる（ストレスをためない，適度な睡眠，バランスのよい食事を規則的にとる）ことによって片頭痛症状が軽減したり，慢性化を予防したりすることが期待できます．

　経験上，片頭痛を緊張型頭痛と診断されている患者は大変多いように思います．両者の鑑別は決して容易ではありませんが，上述したように片頭痛であれば生活習慣のアドバイスによっても頭痛が軽減する可能性があるわけですし，常に片頭痛ではないかと疑うことが大切です．これまで緊張型頭痛としての治療では改善しなかった方が，片頭痛としての治療によって症状が軽くなって，喜ばれている姿をみることは大変うれしいことです．ぜひみなさんにもその喜びを味わってほしいと思います．

　なお，今回の内容は，症例 7(➡ p.53)にも関連します．

まとめ

- 頭痛の原因は……片頭痛（✕緊張型頭痛）
- 今回の"問診力"……慢性頭痛の場合，日常生活への支障度合い，悪心，光・音過敏を聴き，どれかがあれば片頭痛を疑う．

文献

1) Lipton RB, et al：A self-administered screener for migraine in primary care：The ID Migraine validation study. Neurology 61(3)：375-382, 2003.
2) 日本神経学会，他(監)，慢性頭痛の診療ガイドライン作成委員会(編)：慢性頭痛の診療ガイドライン 2013．pp97-99, 医学書院，2013.

症例 3：頭が重い感じのする頭痛　**37**

頭痛

症例4：片側のみの頭痛

症例

患者 40歳台，女性

主訴 頭痛

病歴 3日前の夜から，頭左側に痛みが徐々に出現し増悪した．ロキソプロフェンを服用するといったんよくなるが，起き上がって動くとまた痛くなる．このようなひどい頭痛はこれまでにはなく，改善しないため総合診療科を受診した．頭部CTでは異常なし．以前から音過敏があるようで，片頭痛として塩酸ロメリジンやトリプタン系製剤を処方されたが，改善しないため，総合診療科を再診し，脳神経内科に紹介された．

　これまでの3症例で，頭痛診療の第一ステップは，重篤な疾患の可能性がある「二次性頭痛」を見逃さないために**頭痛の「レッドフラッグ」**（「突然発症」と「new headache」）を確認すること，二次性頭痛が否定的であれば，次のステップとして，緊張型頭痛と診断されている慢性頭痛患者の中に片頭痛患者が潜んでいる可能性があるので「**日常生活への支障度合い**」，「**悪心**」，「**光・音過敏**」を聴き，どれかがあれば片頭痛を疑い治療することが患者のQOL改善のため大切であると述べました．

　さて，この患者の場合，徐々に生じてだんだんと増悪しているという経過ですので，突然発症ではないと考えられます．しかし，このようなひどい頭痛はこれまでなかったとのことでしたので，new headacheと考えら

38　第2章　よく診る症状別症例集

れました．実は，プライマリ・ケアにおいては，この段階で脳神経内科に
紹介すればよいと考えられます．

　一方，本症例では，総合診療科の医師はきちんと病歴聴取をし，二次性
頭痛鑑別のため頭部CTを施行しています．頭部CTで明らかな異常所見
を認めなかったため，次に片頭痛の可能性を検討しています．痛みは片側
性ですし，「起き上がって動くとまた痛くなる」ので「日常生活への支障」が
あるようですし，「音過敏」も以前からあったようですので，片頭痛として
の治療を試みています．

　確かに，片頭痛の可能性はありますが，今回の痛みはこれまでにないも
のなので，直ちに片頭痛と断定することは禁物です．また，紹介先の私
(黒川)が「悪心」について質問をすると，かなりひどいにもかかわらず，吐
気は全くない，とのことでした．この点も典型的とは言えないところで
す．また，片頭痛の治療が始まっても改善がないようですので，私はある
疾患を念頭において質問をしました．

Q その1 「ずきっとする痛みが，短時間，間欠的にきませんか？」

　この質問のような性状は，神経痛の際に認められるものです．すると患
者は，「血流と同じようなリズムで，キリキリっときます」と答えました．
キリキリっという表現は短時間の痛みであると思われますが，血流と同じ
リズムでと言われると，やはり片頭痛なのかとも思いました．そのため，
患者の脈拍をとりながら，痛みのリズムが脈拍に一致したものかどうかを
確認しました．すると，脈が数回うつ間に1回程度キリキリっと痛みが
生じることが判明しました．すなわち，患者の痛みは決して脈拍に一致し
ていたわけではなかったのです．したがって，患者の痛みは神経痛による
ものと診断しました．

　患者の痛みの部位は，左耳後ろあたりであり，**大耳介神経痛**の可能性が
最も高いと考えました．神経痛といえば，三叉神経痛が有名ですが，耳の
後ろから頭頂部にかけて生じる大耳介神経痛や，後頭部に生じる大後頭神

症例4：片側のみの頭痛　　39

経痛も決して稀ではありません．

　神経痛が生じる原因は不明な場合もありますが，帯状疱疹の可能性もあります．実は，患者は2日前に，ちょうど痛みのある頭頂部左側に皮疹(膨隆疹)があることに気づき，前日からバラシクロビルを内服していました．私が診察したときには明らかな皮疹は認めませんでしたが，頭皮を触ると痛みがあると言われ，今回の神経痛は帯状疱疹に伴うものの可能性も考えられました．

> **つづき**
>
> バラシクロビルは継続服用とし，神経痛に対してカルバマゼピンを処方した．カルバマゼピンは著効したが，数時間して痛みが再燃したので，再びカルバマゼピンを服用し痛みは治まった．

　カルバマゼピンが著効したという結果からも，患者の頭痛は神経痛であったと考えられました．

　痛みは原因にかかわらず辛いもので，少しでも早く楽になることが望まれます．この患者は3日間痛みが改善しなかったため，大変苦しんでいました．少しでも早く神経痛と診断し，神経痛に対する治療をすることで，患者のQOL改善に貢献したいものです．

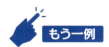

もう一例

> **症例**
>
> **患者**　10歳台，男児
> **主訴**　頭痛
> **病歴**　右側の頭痛が続き，小児科で片頭痛と診断され投薬を受けているが改善しないとのことで，脳神経内科に紹介された．これまでに同じような頭痛は経験していない．吐気はない．光過敏や音過敏ははっきりしたものはない．熱もない．

片頭痛と同じように片側の痛みですが，片頭痛と鑑別してできるだけ早期に治療をしたい疾患があり，そのため以下の質問をしました．

Q その2 「目の奥が痛んで，じっとしていられないほどですか？」

ここで聴いたのは，**群発頭痛**でみられる痛みの性状です．群発頭痛では片側の目の奥(眼窩部，眼窩上部または側頭部)に激烈な痛みが生じ，痛みのためじっとしていられないほどです．片頭痛では，安静にしないと頭痛が増悪するのでじっとするのが一般的ですから，とても対照的です．

つづき

> 患者は右目の奥に激烈な痛みがあり，夜中に痛みで目が覚めることが続いている，とのこと．群発頭痛と診断し，直ちに酸素投与を行った．酸素をマスクにて 7 L/ 分で開始すると，5 分程度で楽になり，15 分で終了とした．酸素投与が大変有効であったことから，群発頭痛と診断した．

群発頭痛は，一般に若い男性(男性の有病率は女性の 3～7 倍)[1]に多くみられる頭痛で，

1)一側性の眼窩部を中心とした激烈な痛み(三叉神経第 1 枝領域の疼痛)のため，じっとしていられない
2)頭痛と同側の結膜充血，流涙，鼻閉，発汗などの自律神経症状を伴う
3)群発期を形成する

という特徴があります．

発作期の治療の一つとして，純酸素をフェイスマスク側管より 7 L/ 分で 15 分間吸入することが有効とされています．今回，群発頭痛としては年齢が若い(通常男性の場合 20～40 歳台で発症する)[1]ために，小児科の先生も診断に苦慮されたようです．群発頭痛は一次性頭痛の範疇に入りますが，激烈な痛みであり，正しく診断して早く治療をしたいものです．

症例 4：片側のみの頭痛　　41

本項では，片頭痛と同じように片側に痛みを生じるが，片頭痛とは治療法が異なり，痛みが強いためできるだけ早期に治療をしたい疾患である神経痛と群発頭痛を取り上げました．

痛みがとれて患者がほっとして，喜ぶ様子を見るのはとてもうれしいものです．そのような経験をみなさんにも味わっていただければ幸いです．

まとめ

- 頭痛の原因は……神経痛・群発頭痛（✖片頭痛）
- 今回の"問診力"……片側性の頭痛の場合，片頭痛とは異なる治療を要する神経痛や群発頭痛を見逃さないために，短時間の痛みが間欠的に生じていないか，じっとしていられない目の奥の痛みかどうかを確認する．

文献

1) 群発頭痛およびその他の三叉神経・自律神経性頭痛．日本神経学会，他（監），慢性頭痛の診療ガイドライン作成委員会（編）：慢性頭痛の診療ガイドライン2013．pp215-238，医学書院，2013．

めまい

症例 5：繰り返すめまい

> **症 例**
>
> **患者** 70 歳台，男性
>
> **主訴** めまい
>
> **病歴** 午後 6 時ごろ，ソファに座ってテレビを観ていると天井がぐ
> るぐると回るめまいが起きた．体が左へ傾いて座っていることができ
> ず，ソファで横になって様子をみたところ 30 分くらいして治まっ
> た．1 か月前にも深夜 1 時ごろトイレに行こうとして起き上がった瞬
> 間にぐるぐると回るめまいが生じていたので，心配になり救急外来を
> 受診した．

　患者はめまいを繰り返しているようです．めまい診療の手順は，第一に
患者が訴えるめまいの病態を明らかにすることです．今回の場合は「ぐる
ぐる回る」めまいであり，**真性めまい**(vertigo)と考えられます．

　真性めまいの原因としては「**耳鼻科的疾患**」が一般的ですが，時に潜んで
いる「**脳血管障害**」が重篤な疾患であり，見逃したくありません．耳鼻科的
疾患でめまいを繰り返すのは Ménière 病が有名ですが，良性発作性頭位
めまい症(BPPV)も再発することが知られています．一方脳血管障害でめ
まいを生じるのは，前庭神経核が存在する脳幹または小脳に血管障害が生
じた場合です．

　患者の「**病歴**」からは，耳鼻科的疾患と脳血管障害，どちらの可能性が考
えられるでしょうか．

つづき

　患者に耳鳴りや難聴の自覚はない．血圧 140/90 mmHg，脈拍 76/分・整，胸腹部に異常所見なし．神経学的所見では，脳神経，運動系，感覚系，協調運動ならびに起立・歩行に明らかな異常なしと評価．帰宅して様子をみることになった．

　救急外来受診時にはめまいは治まっており，めまい発作中を含めて耳鳴りや難聴はなく，その他明らかな神経学的異常所見もないため，様子をみることになったようです．

　果たしてそのような対応でよいのでしょうか．**病歴に気になる部分**がありますし，確認しておくべきこともあります．

つづき

　数日後，再びこれまでと同じようなぐるぐる回るめまいが生じたが，10分くらいで治まった．さらに数日後，起床時にぐるぐる回るめまいが生じた．同時に顔の右側がジンジンする感じがあり，吐気が生じて歩くこともできないため，救急搬送された．

　救急外来では，眼振（反時計回りの回旋性），左方視で複視があった．温痛覚障害，カーテン徴候，嗄声および四肢失調はみられなかった．

　頭部 MRI と MRA が施行され，脳幹および小脳に明らかな新規病変は認められなかったが，脳梗塞として入院した．

　患者は初診後も同様のめまいを繰り返し，ついにはめまいが治まらなくなり救急搬送されました．今回は複視という症状まで起こっています．

　少し細かい話になりますが，複視は左方視で生じており，左外転神経障害と考えられます．めまい症状と合わせて，脳幹の中でも外転神経核がある橋の病変が推測されます．**脳幹梗塞**は発症当日の頭部 MRI では異常所見がみられないことがあり，今回の患者でも異常は確認できなかったものの，臨床症状からは脳幹梗塞と診断され入院加療に至りました．

　さて，気になる病歴，とはどの部分だったのでしょうか？

　それは，「ソファで横になって様子をみたところ 30 分くらいして治まっ

た」という部分です．

　耳鼻科的疾患（一般的な疾患）と脳血管障害（重篤な疾患）の鑑別は，
　1)一般的な疾患の特徴に合致するか，矛盾点がないか確認すること，2)重篤な疾患でみられる特徴がないか確認することが重要です．耳鼻科的疾患でめまいを繰り返すMénière病については，患者には耳鳴りや難聴といった蝸牛症状が認められていない点で合致しません．BPPVは蝸牛症状がない点は合致しますが，BPPVであればじっとしているとめまいは2分以内には治まるはずです（クプラ結石症を除く）．ただし，寝返りをうつなどの体動にて再びめまいが生じます．

　つまり，BPPVの鑑別には「30分くらいして治まった」という病歴について，本当に30分間断なくめまいが持続していたのか，それとも短時間の発作を繰り返し，30分したらめまいが起こらなくなったのかを確認することが必要です．そこで，患者に問いたいのはこの質問です．

「じっとしていても，30分間ずっとめまいが続いたのですか？」

　患者のめまいは，寝返りなどうたずにじっとしていても30分くらいは持続したそうです．また，1か月前に生じためまいについても，トイレから帰った後，じっとしていても約10分間続いた，とのことです．したがって，二度のめまいの持続時間からはBPPV以外の疾患を考えるべきと言えます．

　一方，椎骨脳底動脈系の一過性脳虚血発作（TIA）の場合，めまいの持続時間は数分から数十分が多いと言われており，本患者はTIAの可能性があります．そこで，確定診断に迫るため，患者に聴きたいのはこの質問です．

症例5：繰り返すめまい

その2 「めまいの最中，顔がしびれていましたか？」

　椎骨脳底動脈系の TIA によるめまいの場合，他の椎骨脳底動脈領域の症状をしばしば伴い，特に「**顔面のしびれ感**」の頻度が高いと言われています．

　患者は二度目の救急外来受診時には，顔面右側にじんじんするしびれが生じていますが，実は最初に受診した際のめまい発生時にも，ソファで横になっていたとき顔面右側にしびれ感があり，めまいが改善するとともにしびれ感も消失したそうです．

　なお，患者は数日後に頭部 MRI を再検され，脳幹（橋）に脳梗塞巣が確認されました（**図**）．また，頭部 MRA にて左椎骨動脈の狭窄所見があり，ここから血栓が剥離したものが脳幹に詰まって（artery to artery）TIA を繰り返し，ついには脳梗塞になった，と考えられました．

　もし，最初の受診時に顔面のしびれ感の有無を聴けていたら，今回の脳梗塞を予防できたかもしれません．

　めまい発作が治まった時点で問診する場合，「めまいがどれだけ続いたか」（Q その1）を聴く医師は多いですが，「**めまい発作中の顔のしびれ感**」（Q その2）まで聴ける医師は多くないように思います．

　ちなみに椎骨脳底動脈系の TIA によるめまい症の場合，顔面のしびれ感の他には，**複視**と**嚥下障害**もあります．顔面のしびれと複視・嚥下障害の有無とを聴くことが重要と考えます．

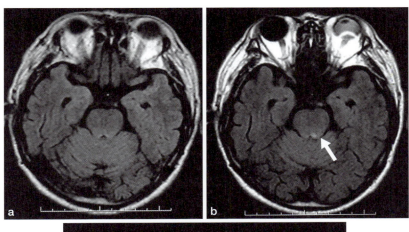
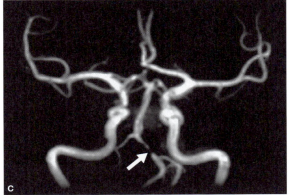

図 頭部 MRI と MRA
救急搬送当日の MRI(a) では明らかでなかったが,後日再検した MRI(b) では,橋の背側左側に高信号域(矢印)が出現しており,新規脳梗塞と考えられた.c の MRA では左椎骨動脈に狭窄所見(矢印)がみられた.

> **まとめ**
>
> - めまいの原因は……一過性脳虚血発作(TIA)（✕耳鼻科系疾患）
> - 今回の"問診力"……めまい発作では,発作中の顔面のしびれ・複視・嚥下障害を聴く.いずれかがあれば耳鼻科的疾患ではなく,椎骨脳底動脈系の TIA を疑う.

症例5:繰り返すめまい

めまい

症例6：ぐるぐる回るめまい

症例

患者 30歳台，男性

主訴 めまい

病歴 10日前にぐるぐる回るめまいが起きた．他院を受診し，頭部CTを受けたが異常なしと言われた．その後めまいはいったん治まっていたが，昨晩再び天井がぐるぐると回ったため，救急外来を受診した．

　患者はめまいを訴え，救急外来を受診しました．めまい診療の第一ステップは，患者が訴えるめまいがどのような病態なのかを明らかにすることです．今回も症例5(➡ p.43)同様「ぐるぐる回る」めまいであり，「真性めまい(vertigo)」と考えられます．

つづき

　患者に耳鳴りや難聴の自覚はなく，血圧116/64 mmHg，脈拍82/分・整，胸腹部に異常所見なし．神経学的所見では，明らかな異常なしと評価された．ベタヒスチンを処方され，耳鼻科受診を勧められた．

　救急外来受診時には回転性めまいは治まっており，明らかな神経学的異常所見もないため緊急性はないと判断，めまい・平衡障害治療薬を処方され，耳鼻科受診を勧められたようです．果たしてこの判断でよいのでしょ

48　第2章　よく診る症状別症例集

うか.

　プライマリ・ケアで見逃したくないのが，真性めまいの原因で，重篤な疾患である「**脳血管障害**」です．脳血管障害の可能性がある場合，鑑別が可能な脳神経内科などの専門医に直ちに紹介する必要があります．その判断のためにまず聞いておきたいのは，以下の2つの質問です.

Q その1 「これまでに同じようなめまいはありましたか？」

　以前から（例えば数年前から）たびたび同じようなめまいを起こしているのであれば，脳血管障害は否定的になります．一方，今回初めてめまいが起こった，あるいはこのようなめまいはこれまでなかったという「new vertigo」であれば，脳血管障害を含めた鑑別を考える必要があります.

Q その2 「どういう状況でめまいが起きましたか？」

　もしも，一般的な耳鼻科系疾患である良性発作性頭位めまい症（BPPV）であれば，頭位（あるいは体位）を変えたときに必ずめまいが生じる，というように，**明らかな誘因**があるはずです（ただし，クプラ結石症を除く）．「明確な誘因がない」めまいは BPPV とは言えず，やはり脳血管障害との鑑別が必要になってきます.

つづき

> 　近医の耳鼻科を受診したが異常なしと言われたため，救急外来受診から10日後に脳神経内科を受診した．感覚障害，嚥下障害，複視といった症状はなく，眼振なし，回内回外運動や鼻指鼻試験は正常，歩行も正常と評価された．めまいの原因は不明であり，念のため頭部MRI を予定し，めまいがあるときに耳鼻科に受診するように指示された.

　脳血管障害でめまいを生じるのは，脳幹か小脳に血管障害が生じた場合

症例6：ぐるぐる回るめまい　**49**

です．もし Wallenberg 症候群などの典型的な脳幹梗塞ならば，

・嚥下障害：唾が飲み込めなくて吐き出すので，ティッシュの山ができる

・感覚障害：顔面あるいは四肢の温痛覚障害や異常感覚（ジンジン感）

・複視

のうち，どれかがあるものです（症例5）．しかし，上記の経過中嚥下障害・感覚障害・複視はないので，少なくとも Wallenberg 症候群らしくはありません．脳幹梗塞でもこれらを認めない例もあるので完全に否定はできませんが，いずれにしても残るのは，そうしたまれな脳幹梗塞や小脳梗塞です．しかし結局，脳神経内科で小脳徴候を評価（回内回外運動，鼻指鼻試験，歩行）しても異常はなく，原因不明のまま，めまいが起こったら耳鼻科に受診するように指示しています．この指示は，正しかったのでしょうか．

つづき

　念のため撮ることになった頭部 MRI の撮影当日，患者に詳しい病歴を聴取したところ，このような返答があった．「これまでめまいはなかったが，救急外来受診 10 日前の午前 9 時ごろ立って作業をしていたら，誘因なく急にぐるぐる回るめまいが生じたので，その場に座り込んだ．吐気がしたがトイレまで歩いて行けず，その場にあったビニール袋に吐いた．吐気は続き，1 人では歩けないので介助して病院に運んでもらった．その晩から徐々に吐気は減り，翌日にはなんとか 1 人で歩けるようになった．救急外来受診 1 日前の入浴後の午後 9 時 30 分ごろ，いつものように自分で軽く体のマッサージをしていると急に天井が大きく回った．その場で横になっていたところ，5 分くらいで回るのは治まったが，胃にむかむかが生じた．トイレの場所は近かったので，ふらふらしながらなんとか行って吐いた．経過中，顔のしびれ感，飲み込みにくさおよび複視は一度もなかった」．

　ここで，めまいは今回が初めてであり（Q その 1），10 日前および 1 日前に起きためまいには明らかな誘因がなかったことがわかりました（Q その 2）．つまりこの患者のめまいは脳血管障害を含めた鑑別が必要なケー

スであり，明らかな神経学的異常所見がなくとも，直ちに専門医への紹介が必要だったと考えられます．

> **つづき**
> 果たして頭部 MRI の FLAIR 像では左小脳半球に脳梗塞が認められ（図），T2*画像所見から出血性梗塞と考えられた．

　病歴を振り返ると，救急外来受診 10 日前に**小脳梗塞**が生じたものの，急性期であったためその日の頭部 CT にははっきり映らなかったと思われます．1 日前に生じためまいは，小脳梗塞が出血性梗塞になって生じたのかもしれません．

　一方，救急外来担当医，その 10 日後に脳神経内科医が診察しても，四肢失調は認められませんでした．小脳半球が障害されれば四肢失調が出るはずだと思われるかもしれませんが，実は小脳梗塞では四肢失調がはっきりしないことはしばしば経験され，「**偽前庭徴候**」と呼ばれています．回転性めまいと平衡障害(体幹失調)のみを呈して，古典的に小脳症状とされる四肢失調や構音障害を全く呈さない例が，後下小脳動脈の梗塞を中心にかなり多くみられることが近年知られるようになりました．眼振が軽いのに

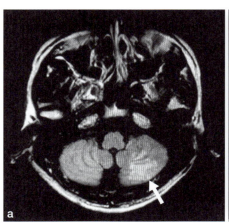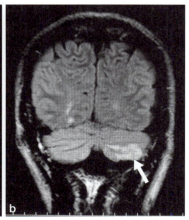

図 頭部 MRI FLAIR 像（a：水平断，b：前額断）
左小脳半球に亜急性期の梗塞所見（矢印）を認めた．

嘔吐が強いことなどが特徴とされています．

　今回は発症から時間が経過していることもあってか，脳神経内科受診時には体幹失調すら明らかではなく，「tandem gait（つぎ足歩行）」もできるほどでした．また頭部 MRI 撮影時にも，前庭障害と小脳障害の鑑別に役立つとされる「閉眼足踏み試験」を行っているのですが，左へ回旋してしまいました．本来片側性小脳障害では回旋せずに病変側（今回は左）に寄っていくはずですが，左へ回旋したその所見からは左側前庭障害と誤診してしまう恐れがあります．

　つまり，**確定診断に役立ったのは，「神経学的所見」よりも，詳細な「病歴聴取」**だったわけです．

　今回は，小脳梗塞では神経学的所見のみでの診断が困難であることを強調しました．繰り返しになりますが，プライマリ・ケアにおいては，new vertigo あるいは明確な誘因のないめまいがあった時点で，専門医へ紹介をしてよいと思います．

まとめ

- めまいの原因は……小脳梗塞（✗耳鼻科系疾患）
- 今回の"問診力"……めまい発作では，new vertigo と明確な誘因のないめまいかどうかを聴く．この2つに当てはまる場合には脳血管障害の可能性が高い．小脳梗塞は神経学的所見では判断困難な場合が多く，常に念頭に置くべきである．

めまい

症例 7：数年前からのめまい

> **症例**
>
> **患者** 30 歳台，女性
> **主訴** めまい
> **病歴** 今朝起床時，寝返りをうつとぐらぐらと回るようなめまいが生じた．じっとしていると数秒程度で治まった．しかし，その後もドアを閉めて振り返るなどしたときに，ぐらぐらとするめまいが生じるため脳神経内科を受診した．同様のめまいは数年前から時折生じている．耳鳴りや難聴はない．

　今回の「めまい」も症例 5 (➡ p.43)，6 (➡ p.48) と同じく「真性めまい (vertigo)」と考えられます．

　症例 6 では，2 つの質問により，「脳血管障害」のような重篤な疾患を見逃さないことをお伝えしました．すなわち「これまでに同じようなめまいはありましたか？」と聴くことで「new vertigo」を見逃さず，さらに「どういう状況でめまいが起きましたか？」と聴くことで「明らかな誘因がない」かどうかを判断できる，という手順です．

　この患者の場合は，数年前から同様なめまいを繰り返していたとのことですので，new vertigo ではありません．また，めまいは頭位あるいは体位を変えたときに生じているようですので，明らかな誘因がありそうです．したがって，少なくとも脳血管障害によるめまいではないと考えられます．

表1 後半規管型良性発作性頭位めまい症（半規管結石症）の診断基準

A. 症状
1. 特定の頭位変換によって回転性あるいは動揺性のめまいがおこる.
2. めまいは数秒の潜時をおいて出現し，次第に増強した後に減弱ないし消失する. めまいの持続時間は1分以内のことが多い.
3. 繰り返して同じ頭位変換を行うと，めまいは軽減するか，おこらなくなる.
4. めまいに随伴する難聴，耳鳴，耳閉塞感などの聴覚症状を認めない.
5. 第Ⅷ脳神経以外の神経症状がない.

B. 検査所見
Frenzel眼鏡または赤外線CCDカメラを装着して頭位・頭位変換眼振検査を行い，出現する眼振の性状とめまいの有無を検査する
1. 坐位での患側向き45度頸部捻転から患側向き45度懸垂位への頭位変換眼振検査にて眼球の上極が患側へ向かう回旋性眼振が発現する. 眼振には強い回旋成分に上眼瞼向き垂直成分が混在していることが多い.
2. 上記の眼振の消失後に懸垂頭位から坐位に戻したときに，眼球の上極が健側へ向かう回旋性眼振が発現する. この眼振には下眼瞼向き垂直成分が混合していることが多い.
3. 眼振は数秒の潜時をおいて発現し，次第に増強した後に減弱，消失する. 持続時間は1分以内のことが多い. 眼振の出現に伴ってめまいを自覚する.
4. 良性発作性頭位めまい症と類似しためまいを呈する内耳・後迷路性疾患，小脳，脳幹を中心とした中枢性疾患など，原因既知の疾患を除外できる.

診断
後半規管型良性発作性頭位めまい症（半規管結石症）確実例（Definite）
　A. 症状の5項目とB. 検査所見の4項目を満たしたもの.
良性発作性頭位めまい症寛解例（Probable）
　過去にA. 症状の5項目を満たしていたが，頭位・頭位変換眼振を認めず，良性発作性頭位めまい症が自然寛解したと考えられるもの.
良性発作性頭位めまい症非定型例（Atypical）
　A. 症状の5項目とB. 検査所見の4の項目を満たし，B. 検査所見の1〜3の項目を満たす眼振を認めないもの.
注：良性発作性頭位めまい症非定型例には，前半規管型発作性頭位めまい症（半規管結石症），後半規管型良性発作性頭位めまい症（クプラ結石症），多半規管型良性発作性頭位めまい症などが含まれる.

〔日本めまい平衡医学会 診断基準化委員会：めまいの診断基準化のための資料 診断基準　2017年改定：Equilibrium Res 76（3）：233–241，2017. 表4–1より改変〕

では，一般的な疾患である良性発作性頭位めまい症（BPPV）の可能性が高いのでしょうか.

日本めまい平衡医学会により，BPPVの診断基準が示されています. そ

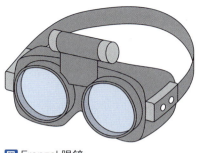
図 Frenzel 眼鏡

のうち最も頻度の高い後半規管型 BPPV の診断基準を 表1 に掲載します．

「B．検査所見」の眼振を確認するには Frenzel 眼鏡（図）を用いなければ正確な評価が困難であり，プライマリ・ケアの現場では判断が難しいと思われます．本患者では「A．症状」は当てはまりそうなので，多くの場合，BPPV と診断されそうです．

ではこの時点で直ちに，BPPV と診断してよいでしょうか？　診断を下してしまう前に，意識的に以下の質問をすることが大切です．

Q 「頭痛はありませんか？」

患者に聴いたところ「10 歳台から繰り返し頭痛を起こしている」と言い，慢性の頭痛持ちであることがわかりました．詳細を聴くと，片側性，拍動性が多く，閃輝暗点の前兆，光過敏・音過敏があり，ひどいと嘔吐する．週末に生じることが多く，寝込むこともしばしばだが，たいてい 3 日で治まる，とのことでした．

慢性頭痛の場合，「片頭痛」あるいは「緊張型頭痛」が考えられます．本患者の頭痛はかなり典型的な片頭痛と思われますが，片頭痛と緊張型頭痛の鑑別は必ずしも容易ではありません(症例 3 ➡ p.33)．例えば，片頭痛は必ずしも片側性とは限らず，両側が痛む場合があります．また拍動性ではなく，締め付けるような痛みの場合もあります．さらに，片頭痛でも肩こりはあります．肩こりがあり，両側を締め付けるような頭痛がするからと

症例 7：数年前からのめまい　55

いって，直ちに緊張型頭痛と断定せず，片頭痛の可能性も考慮しておくことが大切です．

さて，慢性頭痛がある（しかも片頭痛らしい）ことがわかったら，次にめまいと頭痛との関連を調べます．

つづき

> 　患者は 30 歳台になってから，めまいが出現するようになったという．頭・体を動かしたりするとぐらぐらとめまいがするが数秒程度で治まる．そのような状況はたいてい 3 日で治まる．めまいのときも，光過敏になる．頭痛とめまいが同時に起こることもあれば，頭痛だけ，あるいはめまいだけのこともある．今回はめまいだけ生じている．

「頭痛とめまいが同時に生じることもある」あるいは「めまいの際に片頭痛性症状の光過敏がある」ことから，両者の関連が示唆されました．国際頭痛分類の診断基準（**表2**）に当てはめてみて，前庭症状があり，片頭痛があり，めまい症状の際に片頭痛の特徴を伴うことが 5 回以上あったことから，前庭性片頭痛と考えられました．

前庭性片頭痛の特徴としては，

・発症年齢：高齢者を含む広い年齢層（7〜72 歳）．頭痛がめまいに先行する例が多い
・性質：多くは真性めまい．ただし，毎回そうとは限らない．頭部運動での増悪を高頻度に認める
・発作の持続時間：秒から日単位までさまざま
・頭痛との併発の程度：毎回同時に起こる場合から，必ず別々の場合までさまざま

といった点が挙げられます．頭部運動での増悪を高頻度に認めることから，BPPV と誤診する可能性が高いと思われます．

　この患者は，片頭痛予防薬の投与にて，めまいも頭痛も生じなくなっています．そのことからも，やはり前庭性片頭痛だったと考えられます．

表2 前庭性片頭痛の診断基準

A. CとDを満たす発作が5回以上ある
B. 現在または過去に1.1「前兆のない片頭痛」または1.2「前兆のある片頭痛」の確かな病歴がある
C. 5分〜72時間の間で持続する中等度または重度の前庭症状がある
D. 発作の少なくとも50%は以下の3つの片頭痛の特徴のうち少なくとも1つを伴う
　①頭痛は以下の4つの特徴のうち少なくとも2項目を満たす
　　a) 片側性
　　b) 拍動性
　　c) 中等度または重度
　　d) 日常的な動作により頭痛が増悪する
　②光過敏と音過敏
　③視覚性前兆
E. ほかに最適なICHD-3の診断がない,または他の前庭疾患によらない

〔日本頭痛学会・国際頭痛分類委員会(訳):国際頭痛分類第3版.医学書院,2019.p195より改変〕

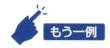

症例

患者 50歳台,女性
主訴 頭痛とめまい
病歴 数日前から頭痛とめまいが生じ,1日前の夕方には嘔吐したため,近医耳鼻科を受診した.耳鼻科では抗めまい薬を処方されたが効果なく,他院脳神経内科を受診.肩こりがあり,以前に頸椎椎間板ヘルニアを指摘されていたため,頸椎症とそれに伴う頸性めまい,緊張型頭痛と診断され,翌日当院の脳神経内科を紹介受診した.

頭痛について聴いたところ,10年以上前からあり,音過敏もあり,ひどいときには嘔吐する,頭痛は数日で治まる,とのこと.一方めまいは4年ほど前からほぼ頭痛とともに生じ,数日で頭痛とともに改善する.じっとしていてもめまい感はあるが,振り返るなどするとぐるぐるとめまいがする,とのことでした.

この患者の場合も片頭痛と考えられ，その片頭痛と同時にめまいが生じていましたので，めまいは前庭性片頭痛と考えられました．片頭痛予防薬の投与にて頭痛もめまいも治まり，その後はどちらも生じていません．

　この患者はめまいと頭痛を訴えていたわけですが，前庭性片頭痛という概念があると知らなければ，脳神経内科医ですら診断をすることが困難だったわけです．したがってまずは前庭性片頭痛を知っておくことが大切です．次に，最初の患者のように，めまいと頭痛に関連があると思っていない場合が多いので，意識的に頭痛について聴くことが大切です．このとき，片頭痛があっても自分が頭痛持ちではないと思っている患者もいること，一見緊張型頭痛と思われる片頭痛があることにも留意します．

　前庭性片頭痛は，一般住民の1%以上を冒しているとも報告されています．診断がついていなかったり，抗めまい薬では改善しなかった患者から「治まりました」と喜びの報告があったときには，こちらも本当にうれしくなります．みなさんにも，ぜひその喜びを感じていただければ幸いです．

まとめ

- めまいの原因は……前庭性片頭痛〔✕良性発作性頭位めまい症（BPPV）〕
- 今回の"問診力"……繰り返すめまいの場合，積極的に頭痛について聴く．

58　第2章　よく診る症状別症例集

めまい

症例 8：意識が遠のくような めまい

> **症 例**
>
> **患者** 50歳台，男性
>
> **主訴** めまい
>
> **病歴** 1週間前からめまいがする．短時間で治るが，1日に1回程度生じることが続いているので，心配になり救急外来を受診した．

　患者はめまいを繰り返しているようです．めまいの診察手順は，第一に患者が訴えるめまい（dizziness）の病態を明らかにすることです．症例5〜7は「ぐるぐる回る」めまいであり，「**真性めまい（vertigo）**」でしたが，いつもそうとは限りません．きちんと確認せず，病態を間違っていると，診断にたどり着きません．

　患者が使うめまい（dizziness）の訴えには，以下の4つの病態が含まれます（➡**総論 p.13**）．

1）真性めまい（vertigo）

2）前失神・失神感（presyncope, faintness）

3）平衡障害（disequilibrium, unsteadiness）

4）上記以外の不明確なめまい感（light-headedness, giddy sensations）

　したがって，患者にめまいを別の言葉に言い換えてもらいながら，その病態・性質を明らかにしていきます．「天井が回る」「壁が流れるように見える」などであれば，自分ないし環境についての運動性の幻覚と考えられ，真性めまいと診断します．「目の前が暗くなる」「気が遠くなる」などであ

59

れば，前失神の病態が推測されます．頭はしっかりしているのに「歩いていてふらつく」「よろめく」のように，頭部の異常感覚を伴わないふらつきであれば平衡障害が考えられます．中には，「頭が空になる」などどうしても上記病態に当てはめることができないものもあり，心因性などが考えられる場合もあります．

さて，この患者はどのようなめまいだったのでしょうか．

つづき

　患者の訴えるめまいは，「座っていると気持ちが悪くなってクラクラして，スーッと意識が薄れる感じになるが，じっとしていると治る．仕事中にカーッと熱くなって意識が遠のく感じになる．目の前が真っ暗になることはないが，歩いていてふらつくこともある．一度回転性のめまいがあった．このようなめまいは1日に1回程度あり，いずれも持続時間は5〜10分である」とのこと．動悸や胸痛の自覚はなかった．なお，今回は意識消失していないが，「9か月前，散髪中に気分が悪くなり，外に出て空気を吸おうとしたところで，気が遠くなり転倒した．すぐに意識は戻った」というエピソードがある．

　神経学的所見に異常なく，12誘導心電図も正常であったため，経過観察とされた．

今回のめまいは**前失神・失神感**の病態があるようです．そうであれば，意識消失の前段階であるため，「**一過性意識消失**」（総論➡ **p.17**）を来す病態の鑑別になってきます．一過性意識消失の原因は，

1）てんかん
2）失神（狭義）：心原性失神，非心原性失神（≒神経調節性失神）
3）その他：椎骨脳底動脈系の一過性脳虚血発作（TIA），心因性

の3つになります．患者はどの原因の可能性があるでしょうか．

　一過性意識消失の二大原因は，てんかんと失神であり，てんかんは脳細胞が興奮して意識を失うもの，失神は一過性の全脳虚血（≒低血圧）で意識を失うものです．その他，頻度は少ないですが，椎骨脳底動脈系のTIAでは，脳幹網様体の機能障害のために意識消失を生じます〔なお，**総論で**

60　第2章　よく診る症状別症例集

も記したとおり，TIAも一過性の脳虚血ですが，閉塞した血管支配領域だけの局所脳虚血なので，TIAの意識消失は全脳虚血による(狭義の)失神とは異なる病態であることに注意してください］．これらの原因の中で，神経調節性失神に含まれる血管迷走神経性失神が最も予後はよく，反対に心原性失神が最も予後不良です．このことを念頭におき，2つの「レッドフラッグ」で原因を確認していきましょう．

「どのような状況で意識を失ったのですか？」

血管迷走神経性失神では必ず誘因(長時間の起立・緊張など)があるはずであり，「**明確な誘因がない一過性意識消失**」は重篤な疾患の可能性があります．そこで，上記のような質問をします．

今回の場合は，意識を失ってはいませんので，気が遠のく感じになった時の状況を確認するのですが，**毎回特に誘因なく気が遠のく感じになった**，とのことでした．この段階で，血管迷走神経性失神のような病態は否定的と考えられるわけです．

2つ目のレッドフラッグは，頻度としては多くはありませんが，もしあれば心原性失神を思わせる重要な前兆です．

「動悸がしたり，胸が痛かったりしませんでしたか？」

このように「**前兆としての動悸・胸痛**」を確認します．今回は，気が遠のく感じになったときにこのような前兆はなかったことはすでに確認されています．

以上より，患者には，明らかな誘因がなく前失神・失神感が生じており，座っていても同様に生じたため，神経調節性失神(血管迷走神経性失神や起立性低血圧)の病態は否定的で，心原性失神の病態は鑑別に挙げられるべきです．

とはいえ患者には，12誘導心電図で不整脈はなく，動悸や胸痛もないことから心原性失神を積極的に支持するものはないと考えられ，経過観察となっています．果たして，そのような対応でよいでしょうか．実は，先述の3つの原因の中で心原性失神のほかに前失神・失神感を生じる病態が残っています．そして，**病歴**で気になる部分があります．

> **つづき**
>
> 1週間後，回転性めまいと嘔吐が生じたため，救急外来に搬送された．顔面左側と右上下肢の異常感覚，嚥下障害および複視を認めたため，頭部MRIを施行され，脳幹・小脳梗塞と診断された（**図**）．

患者は1週間後に脳梗塞を発症しています．ちなみに，回転性めまい，感覚異常や嚥下障害はWallenberg症候群の徴候です（症例6 ➡ p.48）．MRAでは椎骨動脈の狭窄所見を認め，最終的にアテローム血栓性脳梗塞の機序が考えられました．果たして，この脳梗塞を防ぐことはできなかったのでしょうか．

気になった病歴とは，「一度回転性めまいがあった」という部分です．患者の訴えるめまいのほとんどは前失神・失神感でしたが，一度だけ回転性めまいがあったようです．心原性失神を含む失神の病態では，前失神・失神感を生じることはありますが，原則回転性めまいは生じないと考えられ

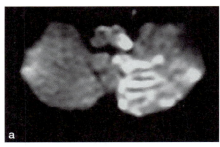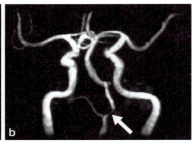

図 頭部MRI（拡散強調画像）およびMRA
MRI（a）では左小脳半球と延髄左外側に高信号域を認め，急性脳梗塞所見である．MRA（b）では，椎骨動脈に狭小所見を認める．

ます．回転性めまいを生じるのは，椎骨脳底動脈系の TIA の場合です〔症例 5（→ p.43），症例 6〕．したがって，この患者の繰り返すめまいは，椎骨脳底動脈系の TIA であり，それが原因で前失神・失神感を生じたり，回転性めまいを生じたりしていたのだと考えられます．

　さらに言えば，**発作の持続時間が 5〜10 分程度であったことも TIA の時間として矛盾しないものです**．また，**9 か月前の散髪の際のエピソード**も，散髪中の頸部過伸展による椎骨脳底動脈系の循環不全と関連している可能性が考えられます*．

　これまで述べたことも含めて，改めて「めまい」で椎骨脳底動脈系の TIA を疑うポイントをまとめますと，

1) 持続時間が数分〜数十分：良性発作性頭位めまい症（BPPV）なら 2 分以内に治まる（クプラ結石症を除く）
2) 他の脳幹症状（顔面のしびれ，複視など）
3) めまいの病態として真性めまいと前失神・失神感が併存する

となります．

　今回，めまいの 2 つの病態が併存していることから，椎骨脳底動脈系の TIA の可能性を考慮できたならば，画像検査を行うことで椎骨動脈の狭窄所見が見つかり，抗血小板薬を開始して，脳梗塞を防ぐことができたかもしれません．

- めまいの原因は……一過性脳虚血発作（TIA）（✖心原性失神）
- 今回の"問診力"……患者がめまいを訴える場合，どのような病態であるかを確認する．前失神・失神感と真性めまいの両方があれば椎骨脳底動脈系の TIA を疑う．

---

*　美容院での洗髪の際の頸部過伸展などにより動脈解離が生じたりして脳梗塞あるいは TIA を生じたものは，「美容院脳卒中症候群」として知られています．

症例 8：意識が遠のくようなめまい

しびれ

症例 9：ビリビリするしびれ（1）

> **症例**
>
> **患者** 40 歳台，男性
> **主訴** 右手のしびれ
> **病歴** 約 3 か月前から右手第 1 指〜第 3 指のしびれが生じている．1 か月前には，右手のしびれに加えて前腕にひきつるような感じがあった．夕方には治まっていたが，翌日近医を受診した．頸椎 X 線写真，頸椎 MRI を施行され，頸椎症を指摘された．手術も検討されたが直ちに希望していない．本日脳神経内科を紹介受診した．

　しびれに関しても，的確な**病歴聴取**をすることで重篤な疾患（「脳血管障害」など）を見逃さないことと，そして一般的な疾患（糖尿病性末梢神経障害，頸椎症，腰椎症，手根管症候群など）を的確に診断することが，プライマリ・ケアでは大切になります．

　この患者では，画像検査にて右 C6 椎間孔の狭小化が認められたこと〔第 1 指〜第 3 指の感覚は C6・C7 に対応します（**症例 10 図 ➡ p.72**）〕，腰椎椎間板ヘルニアの既往があること，そして前腕にまで症状が及んでいることなどから，頸椎症がしびれの原因と考えられています．果たしてそれでよいでしょうか？

　的確な診断をするためには，疾患に合致した病歴であるかどうかを確認することが必須です．**病歴で気になる部分があります**．

64　第 2 章　よく診る症状別症例集

> つづき
> 両手第1指〜第3指のしびれは「ビリビリとした感覚」とのこと.力が入らなかったり感覚が鈍かったりという自覚はなかった.また,足にしびれはない.

　しびれ診療の第一ステップは,患者が訴えるしびれがどのような病態なのかを明らかにすることです.患者が訴えるしびれには,大きく分けて以下の3つの病態があります(図,総論 表6 ➡ p.16).

1) **運動障害**:筋力低下で動かないことを「しびれている」と言ったり,パーキンソン症候群のような動作緩慢な状態を,「しびれてうまく動かせない」と言ったりする場合があります.
2) **感覚鈍麻**:感覚低下していて鈍いことを「つねってもわからない,しびれている」と表現する場合があります.
3) **異常感覚**:ジンジン,ビリビリなどの異常感覚を,「しびれています」と表現する場合があります.

　「両足裏が正座の後のようにジンジンとしびれています」という場合は異常感覚ですし,「左脚はお風呂の温かさがわからないし,つねっても痛くないし,しびれています」という場合は感覚鈍麻です.「昼寝から目覚めて

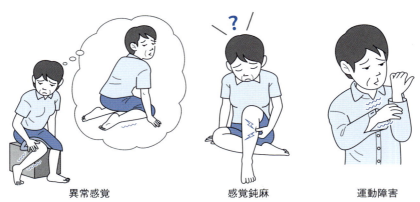

異常感覚　　　　　　　感覚鈍麻　　　　　　　運動障害

図 しびれの3つの病態

みると，右手の力が入らなくなっており，ボタンをはめたりもできず，しびれています」という場合は運動障害と言えます．もちろん，複数の病態が同時に存在する場合もあります．

ちなみに上記の右手の**運動障害**を訴えた例については，最終的に原因は圧迫性橈骨神経麻痺と診断されました．しかしもし，右手のしびれを**異常感覚**と思い込んでしまっていたら，診断にたどり着くことはできなかったでしょう．したがって，この第一ステップは大変重要です．「しびれ」の病態を明らかにするために以下の質問をします．

「しびれて動かしにくく感じますか，感覚が鈍っていますか，それともジンジン・ビリビリしますか？」

患者の場合，しびれはビリビリとした**異常感覚**であり，感覚鈍麻や運動障害の自覚はありませんでした．

さて，しびれの病態を明らかにしたところで，重篤な疾患である脳血管障害の可能性を確認します．脳血管障害は，「**急性発症**」がポイントです．圧迫性末梢神経障害などでも急性発症の経過をとりますが，脳血管障害との鑑別は必ずしも容易ではないので(症例15 ➡ p.98)，急性発症の経過であれば，異常感覚，感覚鈍麻，運動障害のいずれであっても，直ちに専門医に紹介すべきです．

この患者の場合，約3か月前から発症しており，いったんしびれが改善するなど変動がありますので，脳血管障害の可能性は低そうです．

重篤な疾患が否定的と考えられた場合，続いて一般的な疾患に合致するかどうかを確認します．手(だけ)のしびれであれば，一般的な疾患は**頸椎症関連疾患**と**手根管症候群**です．

頸椎症性神経根症のしびれの特徴には，
1) ほとんどが片側の頸部あるいは肩甲部(肩甲骨部・肩甲間部・肩甲上部)の疼痛で発症する
2) しばしば朝方改善して午後・夕方に増悪する

3)首の動き（特に後屈），咳・くしゃみ・いきみで出現・増悪する

の3つが挙げられます．

　一方，手根管症候群のしびれの特徴は，

1)起床時に症状（しびれ・痛み）が強い．夜間に症状のため覚醒する

2)作業（新聞を持つ，運転をするなど）で増悪する．手を振ると改善する

です．これらの症状は手根管内部の圧力に関連したものです．睡眠中には手根管内圧が高まるので，夜間に痛みで目が覚めたり，起床時に症状が強かったりするのですが，目が覚めると圧が下がってくるので症状が軽減します．また，同じ作業を繰り返していると内圧が上がってくるのでしびれが増悪しますし，手を軽く数回振る（手関節の掌背屈を素早く繰り返す）と内圧が下がるので，しびれも軽減します（これを flick sign と呼びます）．

　ただし手根管症候群には，上記2点に加え，pitfall になり得る特徴がもう2点あります．

3)第5指まで含めた手全体に症状が及ぶことがある

4)前腕，肘，肩などのしびれ感，重い感じ，違和感を訴えることがある

　本来，正中神経領域の障害なので，尺骨神経領域の第5指にはしびれ感がないはずです（症例10 **図** ➡ **p.72**）．しかし，実際には患者は第5指にもしびれ感を自覚している場合があります．また，手首部での障害なので前腕などに症状はないと思われるかもしれませんが，実際には前腕，肘さらには肩にもしびれ感などを自覚する場合があります．これは手根管症候群の proximal symptom と呼ばれています．

　この患者でも，前腕のひきつけ感があるため頸椎症が疑われていますが，この症状だけで手根管症候群を否定はできません．冒頭で気になった病歴というのは，「夕方には治まっていた」というところで，ひょっとすると朝方に症状が強いかもしれないと思ったわけです．そのことを確認するため，以下の質問をします．

症例9：ビリビリするしびれ(1)　**67**

その2 「しびれはどんなときにひどく/軽くなりますか？ 起床時はどうですか？」

患者に聴いたところ，次のような答えが返ってきました．

- 約3か月前から右手第1指〜第3指先がときどきビリビリとしびれた．その際，首や肩の痛みやこりなどはなかった
- 初めは朝起床時にしびれているだけだった．1か月前には起床時に右手指のジンジン感と前腕のひきつけ感があったので近医を受診した
- 最近では一日中しびれているようになったが，起床時がひどい．ただ，夜中も手の痛みのために目が覚めるようになり，昨日も眠れなかった
- 自動車部品を扱う仕事で右手をよく使うが，ねじを締めるなど同じ作業を繰り返しているとしびれがひどくなる．手を振ると楽になる
- 首を動かしたり，咳をしてもひどくはならない．前腕のだるさや肩の痛みもある
- しびれは手掌側にあり，手の甲には感じない

いかがでしょうか？ 病歴を聴けば，手根管症候群の可能性があると思いませんか？

その後の診察で，Tinel 徴候が陽性（総論 図3 ➡ p.7），ring finger splitting あり（第4指の橈側と尺側で痛覚の差がある），神経伝導検査でも手根管症候群の所見を確認しました．しびれに加えて，最近は痛みがひどいとのことで，整形外科に紹介し，手根管開放術を施行され，しびれも痛みも改善されました．

今回は，画像検査で頸椎症が認められるからといって，必ずしもそれがしびれの原因とは限らず，病歴聴取（と電気生理検査のような機能的検査）が重要であることを示しました．

このほか，糖尿病性多発ニューロパチーがある患者に手のしびれが認められた場合も，安易に多発ニューロパチーの一症状と診断せず，手根管症候群が合併している可能性がないか，病歴聴取で確認するべきです（症例16 ➡ p.108）．また，前腕や肩に痛みがあるため線維筋痛症と診断されている場合もあり得ます．

　手根管症候群は，今回の症例のように治療によって症状が改善することが期待されるため，見逃したくないものです．また，内科的疾患（糖尿病，甲状腺機能低下症，関節リウマチなど）が判明する可能性もありますので，その意味でも的確な鑑別が大切です．

　手根管症候群の症状が軽くなり，喜ぶ患者の顔を見るうれしさをみなさんにも体験していただければと思います．

まとめ

- しびれの原因は……手根管症候群（✕頸椎症）
- 今回の“問診力”……手のしびれの場合，どのようなときに症状がひどいかを聴く．起床時に増悪している場合は手根管症候群を疑う．

症例9：ビリビリするしびれ(1)　59

しびれ

症例 10：感覚が鈍い感じの しびれ

症例

患者 50 歳台，女性

主訴 右手のしびれ

病歴 昨日から，右手の第 1，2 指のしびれがあった．今朝になっても改善しないため，かかりつけの外科を受診した．既往に Buerger 病があり，右上腕動脈閉塞を指摘されていたため，外科にて直ちにドップラー検査を施行されたが，橈骨動脈，尺骨動脈拍動は聴取可能であり，以前と変化がなかったため，脳神経内科に紹介された．

　患者は「しびれ」を訴えています．しびれの診察手順は，第一に患者が訴える「しびれ」の病態を明らかにすることです．

　患者の訴えるしびれには，「運動障害」「感覚鈍麻」「異常感覚」の 3 つの病態があること，一つの病態のみではなく，複数の病態が存在する場合（例えば，感覚低下と，異常感覚を両方伴っている場合）もあることはすでに述べました．したがって，患者にしびれを別の言葉に言い換えてもらいながら，その病態・性質を明らかにしていきます．さて，この患者はどのようなしびれだったのでしょうか．

つづき

　患者の訴えるしびれについて詳しく聴くと，「右手の親指と人差し指に違和感があった．朝，シャワーを浴びると，右前腕の橈側も感覚が鈍いことに気づいた」とのこと．明らかなジンジン感やビリビリ感

70　第 2 章　よく診る症状別症例集

郵便はがき

113-8739

料金受取人払郵便

本郷局承認

3702

差出有効期限
2021年10月19日
まで
切手を貼らずに
ご投函ください

（受取人）
東京都文京区
本郷郵便局私書箱第5号
医学書院

《ジェネラリスト BOOKS》
「"問診力"で見逃さない神経症状」編集室 行
(MB1)

■ご記入いただきました個人情報は、賞品の発送および読者モニターで使用させていただくことがあります。詳しくは弊社ホームページの個人情報保護方針をご参照ください（http://www.igaku-shoin.co.jp）。

フリガナ ご芳名		男・女 （　　歳）
ご住所 〒□□□-□□□□ 　　　　都道 　　　　府県	①自宅　②勤務先	
E-mail		
医学生・研修医・勤務医・開業医・その他（　　　　　　　　　　）		
勤務先（専門科）／学校名（学年） 　　　　　　　　　　　　　　　　　（卒後　　年目）		

03679

《ジェネラリスト BOOKS》読者アンケート

このたびはお買い上げいただき、誠にありがとうございます。今後の企画・出版のために、読者の皆様より率直なご意見・ご感想をいただけますと幸いです。

▶本書をどこでお知りになりましたか（複数回答可）
①書店・学会　②弊社WEBサイト　③インターネット（　　　　　　　　　　　　　）
④広告（　　　　　　　　　　　　　）　⑤書評　⑥知人の推薦・口コミ　⑦SNS
⑧その他（　　　　　　　　　　　　　　　　　　　　　　　　　　　　　　　　　）

▶価格の印象　　安い・適当・高い

▶ページ数　　少ない・適当・多い

▶購入の決め手（複数回答可）
テーマに関心があった・内容が臨床的・記述がわかりやすい・
編者や著者が魅力的・《ジェネラリストBOOKS》シリーズが好き・
その他（　　　　　　　　　　　　　　　　　　　　　　　　　　　　　）

▶本書をお読みいただいた感想はいかがですか
とても満足・満足・普通・不満・とても不満

▶ご意見・ご要望（本書のよい点、改善してほしい点、シリーズに加えてほしいテーマなど）をお聞かせください

▶本シリーズで，ほかに購入したタイトルはありますか（複数可）

▶読者モニターとして連絡を取らせていただいてよろしいですか
はい・いいえ

:･･･
　アンケート回答者に、抽選で図書カードを進呈します。
　抽選結果の発表は、賞品の発送をもってかえさせていただきます。

> というほどではない違和感と感覚鈍麻を自覚していた.

　今回のしびれは感覚鈍麻が主体で，軽度の異常感覚もあるかもしれないという病態のようです.

　急性発症のしびれの原因としては，「脳血管障害」などの重篤な疾患が含まれます.　しびれが感覚の症状である場合，一般的には脳血管障害は多くありませんが，しびれが運動症状を含む場合には，脳血管障害の可能性は高くなります.　もしも，日中活動時にしびれが出現した場合には，脳血管障害の可能性がさらに高まります.　また，しびれが手のみでなく，顔面にも認められる場合には，頭の病変(脳や脳神経)を示唆する重要な所見となるため，顔面にしびれがあるかないかを確認することは大切です.

　そこで，患者には以下の質問をします.

Q その1　「いつしびれに気づきましたか？」

Q その2　「顔にしびれはないですか？」

　患者によれば，右第1，2指の違和感は，昨日の起床時からあり，顔面にはしびれ感はない，とのことでした.　神経学的所見では，筋力低下はなく，右第1，2指と前腕橈側で，7〜8/10程度の痛覚低下を認めました.

　以上から，必ずしも脳血管障害を積極的に示唆する項目はないと考えられました.　とはいえプライマリ・ケアでこのような患者を診たら，急性発症であることから，脳血管障害を含めた原因精査のために専門医に紹介していただいてよいと思います.

　さて，手のしびれで感覚症状の要素がある場合，頻度の高い疾患としては，手根管症候群と頚椎症関連疾患が挙げられます.　両者の特徴は症例9(➡ p.66)で述べましたが，ここで再度確認しておきます.

　手根管症候群は手首のところで正中神経が圧迫されることにより，手指にしびれや痛みが生じるものです.　手根管の内圧が高まるような状況(同じ動作を繰り返す，睡眠中)でしびれや疼痛が増悪することが特徴です.

症例10：感覚が鈍い感じのしびれ　**71**

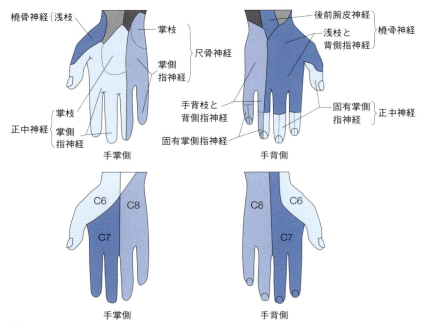

図 手の神経支配

したがって，手を使う動作（運転，雑誌を持つなどを含む）で症状がひどくならないか，睡眠から目覚めたときに，症状がひどくないか（夜間に痛みで目が覚めないか，起きたときにしびれがひどくなっていないか）などを病歴で確認します．また，しびれは指先が主体となります．手根管を通る正中神経は手指の感覚を支配していますが，手掌の領域は手根管の外を通る枝が担当しているため（図），手掌の感覚低下は原則生じません．ましてや前腕部の他覚的な感覚低下は生じません（ただし，疼痛などを前腕部や肘，さらには肩あたりまで自覚する患者はいます）．

頸椎症関連疾患である頸椎症性神経根症は，手のしびれと共に，背部（肩甲骨部など）に痛みを生じるのが特徴です[1]．ちなみに，しびれと神経根の関連については，第1指がC6，第2・3指がC7，第4・5指がC8神経根障害を反映していると考えられます（図）．

上記を踏まえて，以下のような質問をします．

Q その3 「背中の痛みやこりはないですか？」

　患者は「実は右背部（肩甲上部）の違和感も同時にあった」と答えました．一方で，起床時にしびれが増悪するとか，夜間に疼痛で目が覚めるといったことはない，とのことでした．感覚低下の範囲も前腕部まで広がっていることから手根管症候群は否定的であり，頸椎症性神経根症（C6領域）に合致するものと考えました．

　頸椎X線写真を施行すると，右C6椎間孔の狭小化を認めました．患者に枕の工夫など日常生活でのアドバイスをし，症状は改善されました．

　なお，頸椎症性神経根症の診断として，JacksonテストおよびSpurlingテストがありますが，この患者ではともに明らかな陽性所見は認めませんでした．どうしても神経根障害の客観的な証拠が欲しい場合には，針筋電図検査というものがあります．頸椎X線写真や頸椎MRIなどの画像検査は構造的な評価ができますが，それが本当に患者の症状の責任病巣であるかどうかを断定するのが困難な場合があります．そのようなときに，針筋電図検査などの電気生理検査は，機能的な評価ができるため，責任病巣としてよいかどうかを補完することができます．

　実は，私（黒川）自身も頸椎症性神経根症を患っています．私の場合は，ある日の朝起きたときから，左手の第2，3指にしびれ感がありました．その時，同時に背部痛（肩甲下部）もあり，ひどいときには仰向けで背中をつけても痛く感じるほどでした．第2，3指はC7障害を示唆し，実際その後C7支配筋である上腕三頭筋の筋力低下が生じました．私の場合は，針筋電図検査まで施行し，C7障害を確認しています．

　一般的な疾患である頸椎症性神経根症の診断に有用な**背部痛**をぜひ確認していただければと思います．

> **まとめ**
>
> ・最終診断は……頸椎症性神経根症（✗手根管症候群）
> ・今回の"問診力"……手のしびれを訴える場合，背部痛を確認する．
>   発症時の肩甲部の疼痛は頸椎症性神経根症に特徴的である．

文献

1）田中靖久，他：頸部神経根症と頸部脊髄症の症候による診断．越智隆弘，他（編）：
   NEW MOOK 整形外科 6　頸椎症．pp30-38，金原出版，1999.

しびれ

症例11：ビリビリするしびれ(2)

症例

患者 20歳台，女性

主訴 手足のしびれ

病歴 前日に両手指先にビリビリするしびれが出現した．このときには力の入りにくさは自覚しなかった．今朝起床時に足裏に同様のビリビリ感が生じていた．また，手の力が入りにくい，歩きにくいと感じたため近医を受診した．

しびれ診療の第一ステップは，患者の訴えるしびれがどのような病態を意味するのかを明らかにすることだと症例9(➡ p.64)でお伝えしました．しびれと表現される病態には「異常感覚」「感覚鈍麻」および「運動障害」があり，複数の病態が同時に存在する場合もあります．

この患者の場合，ビリビリした異常感覚と，力の入りにくさという運動障害，2つの病態がありそうです．

第二ステップは，重篤な疾患（「脳血管障害」など）の可能性を検討することです．症例9では，脳血管障害を疑うポイントとして「急性発症」かどうかを確認すること，と述べました．さて，この患者のしびれの原因としてどのような疾患を考えるべきであり，どのような病歴聴取が必要でしょうか？

> **つづき**
>
> 　近医の外来担当医(非常勤医)からは,「様子をみましょう」と言われた.翌日には手のしびれが手のひらまで広がり,唾液も飲み込みにくく感じたため,近医を再診した.別の外来担当医(常勤医)から脳神経内科に紹介された.

　さて,最初に診察した非常勤医は,「経過観察」と判断しています.果たしてその対応は適切だったと言えるでしょうか?

　この患者のしびれは急性発症と考えられますので,その経過からは脳血管障害も鑑別に挙がります.ただ,脳血管障害であればしびれは片側の半身あるいは局所(手・口など)に限局するのが一般的であり,この患者のしびれは両側に認められたため,非常勤医も脳血管障害は否定的と判断し,経過観察としたのかもしれません.しかし,急性発症する重篤な疾患は脳血管障害ばかりではありません.ある重要な疾患を鑑別するために,以下の質問が必要です.

Q 「少し前に風邪をひいたり,あるいは下痢をしたりしたことはありませんか?」

　患者によれば手指先のしびれが生じる1週間前に微熱があり,頭痛と鼻閉感があり,下痢もあったそうで,他院で治療をされたとのことです.「しびれ」発症の1週間前にいわゆる「先行感染」があったということは,Guillain–Barré症候群(GBS)の可能性があります.

> **つづき**
>
> 　脳神経内科受診時の神経学的所見では,四肢の筋力低下(上肢は近位筋も遠位筋も筋力低下あり,下肢は遠位筋筋力低下),手袋靴下型(症例16 **図2** ➡ p.107)の感覚鈍麻,腱反射消失と球麻痺が認められた.髄液検査では蛋白細胞解離所見を認め,神経伝導検査の所見(**図**)と合わせてGBSと診断し免疫グロブリン大量静注療法(intravenous immuno-globulin:IVIg)を開始した.治療開始4日後から徐々に筋力は改善した.

76　第2章　よく診る症状別症例集

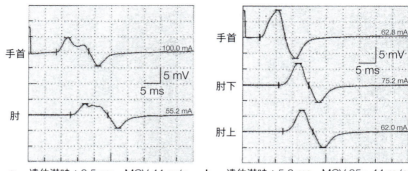

a　遠位潜時：8.5 ms，MCV 44 m/s　　b　遠位潜時：5.2 ms，MCV 35〜44 m/s

図　入院時の末梢神経伝導検査
右正中神経の運動神経伝導検査(a)，右尺骨神経の運動神経伝導検査(b)．運動神経伝導検査の遠位潜時が延長しており，脱髄型 GBS を示唆する所見である．

　　GBS は，年間発症率が人口 10 万人あたり 1〜2 人であり，先進国における急性四肢麻痺の原因として最も頻度の高い疾患と言われています．また，生涯有病率は 0.1％（1,000 人に 1 人が一生のうちに一度はかかる）とも言われていますので，プライマリ・ケアでも必ず出合う疾患だと思っておいたほうがよいでしょう．
　　GBS の特徴としては，
・急性発症の四肢麻痺(近位筋，遠位筋がともに障害されることが多い)
・腱反射の減弱・消失(ただし，亢進する場合もあり)
・先行感染(ただし，必須ではない)
が挙げられます．GBS の約 70％で発症前 4 週間以内に先行感染を有するとされ，先行感染の約 6 割が上気道感染症，約 2 割が消化器感染症と言われています．感染以外の先行イベントとしては，ワクチン接種や外傷，大手術，ショックなどが報告されています[1]．
　　先行感染にしろワクチン接種にしろ，患者が自らそのエピソードを言うことはまずありません．こちらから意識して聴くことが大切です．
　　この患者では上記 3 つの特徴すべてを認めていたわけです．GBS は，発症から治療開始までの期間が予後に影響するため，早期診断が重要とな

ります．幸い患者が直ちに再診し，その際の常勤医が本疾患を疑ったおかげで，発症から 1 週間以内の治療開始ができたこともあり，経過は良好で，10 日間の入院後に自宅へ退院されました．

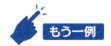

> **症例**
> **患者** 20 歳台，女性
> **主訴** しびれ
> **病歴** 両足趾・手指にビリビリしたしびれが生じたため，前医を受診．頸椎 X 線写真を施行されるも頸椎症は否定的と言われ，経過観察とされた．その後，日に日に症状は悪化し，ついに歩行困難になったため，前医受診から 6 日後に当院に救急搬送．四肢筋力低下，下肢腱反射減弱に加えて顔面筋筋力低下も認められた．しびれ発症の約 10 日前に発熱のエピソードがあり，GBS が考えられ，その後神経伝導検査の経過から，GBS と確定診断された．

この患者では直ちに IVIg を開始しましたが，呼吸筋麻痺のため呼吸器を装着しました．呼吸器からの早期離脱が困難であり，気管切開を施行し，約 1 か月後に呼吸器から離脱できました．四肢筋力低下も徐々に改善しましたが，リハビリテーション科へ転科しての長期リハビリテーションが必要でした．

GBS の予後は病型（脱髄型か軸索型かなど）や年齢などによって異なりますが，この患者は発症から治療開始までの期間が 1 週間であったことが予後に影響した可能性があります．前医が有名な大病院であったため，「経過観察」と言われたことを患者は守ったのかもしれません．頸椎 X 線写真を施行され，異常がなかったわけですが，患者は自分にとって必要な検査をされたと思っていたかもしれません．もしも前医で GBS の可能性が考えられ，**先行感染についての病歴聴取**ができていれば，もっと早くに

治療が開始され，ひょっとしたら気管切開まセずに済んだ可能性もあるのではないでしょうか．これは患者にとっても大きな問題です．GBSの全例で先行感染があるわけではありませんが，約7割で確認できると言われていますので，病歴で確認してみることは非常に有用でしょう．

また，本項でとりあげた2つの症例のように，当初はビリビリ感のみで筋力低下がはっきりせず，翌日以降に筋力低下がはっきりする場合がありますので，筋力低下がない感覚障害のみだからといって，GBSは否定できないことを認識しておくことも大切です．

しびれが急性発症する疾患としては，脳血管障害やGBSのほかにも，**脱髄性疾患**があり，今回の2人の患者のような若い女性の場合**多発性硬化症**も鑑別に挙げられます．これらいずれの疾患においても早期治療の有無が予後に影響しますので，プライマリ・ケアにおいて急性発症のしびれを診た場合には，安易に経過観察とせず，neurological emergency diseaseの可能性を考え，専門医へ紹介することが大切だと思います．

まとめ

- しびれの原因は……Guillain-Barré症候群（GBS）（✗頸椎症）
- 今回の"問診力"……急性発症のしびれの場合，GBSの鑑別のため意識して先行感染の有無を聴く．

文献

1) 日本神経学会(監)，「ギラン・バレー症候群，フィッシャー症候群診療ガイドライン」作成委員会(編)：ギラン・バレー症候群，フィッシャー症候群診療ガイドライン2013. 南江堂，2013.

一過性意識消失

症例 12：繰り返す意識消失

症例

患者 70歳台，男性

主訴 意識消失

病歴 本日午前3時30分ごろ，苦しそうなうめき声を出しているのに患者の妻が気付いた．両上肢をガクガクさせていたので，妻が顔を叩いたところ，5分くらいで発作は治り目が覚めたが，尿失禁をしていた．気分が悪かったため，トイレに行って少し吐いた．3か月前と昨日の朝方にも同様の発作があったので，心配になり救急外来を受診した．

　患者は「一過性意識消失」を繰り返しているようです．一過性意識消失の二大原因は，「てんかん」と「失神」です．てんかんは脳細胞が興奮して意識を失う病態であり，失神は一過性の全脳虚血(≒低血圧)により意識を失う病態です．失神は，さらに「心原性失神」と「神経調節性失神」などに分類されます．この中で予後が最も不良な病態は心原性失神であり，突然死の危険性や，一命を取り留めても蘇生後脳症で寝たきりになる可能性もあり，見逃したくないところです(総論➡ p.17)．

　病態は異なりますが，てんかんと失神の鑑別は必ずしも簡単ではありません．両方とも，外来受診時には患者が意識を回復していることが多く，バイタルサインや神経学的所見をとっても異常はありません．**病歴**が決め手になりますが，本人は発作中意識を失っているため，目撃者からの情報

80　第2章　よく診る症状別症例集

が非常に重要になってきます．本症例の**病歴**からは，てんかんと失神のどちらの可能性が考えられるでしょうか．

> 救急外来では，血液検査，12誘導心電図と頭部CTが施行され，「異常なし」と診断された．けいれん発作の原因を調べるため，同日午前中に脳神経内科外来を紹介受診した．脳神経内科では脳波検査の所見から「境界」と判断され，てんかん発作の可能性があるとの説明を受け，抗てんかん薬が処方され，帰宅した．

脳波検査で微妙な所見があったため，脳神経内科ではてんかんの可能性があると判断されたようです．確かにてんかんを疑った場合には脳波検査を施行しますが，脳波検査はあくまで診断を補助するものと考えるべきです．では，目撃者に何を聴けば最終的な判断につながるでしょうか．

Ⓠ その1　「明らかなけいれんはありましたか？」

『てんかん治療ガイドライン2018』にも「明らかなけいれんがあればてんかんの可能性は高い」と記載されているとおり，最終的にはけいれんの**病歴**でてんかんと診断してよいかどうか，確認することが必要です．

図1にてんかん発作型の分類を示します（発作型の分類は何度か改訂されていますが，本書では一般臨床で用いられている1981年版をもとに話を進めます）．この場合の「明らかなけいれん」とは，**全般発作の強直間代発作**（大発作）を言います．手足を突っ張らせたり（強直発作），手足を屈曲伸展させてガタガタと震わせたり（間代発作）していたか，イメージしやすいよう動作を交えながら質問しましょう（図2）．なお，失神でも数秒程度のけいれん発作は生じますので，発作持続時間を問うことも大切です．

本症例の場合，発作が5分程度続き，発作中に両上肢をガクガクさせていた，との患者の妻の証言から，「明らかなけいれん」があり，てんかんが原因疾患である可能性がでてきます．

しかし本当に，てんかんと確定診断してよいのでしょうか．妻の話のな

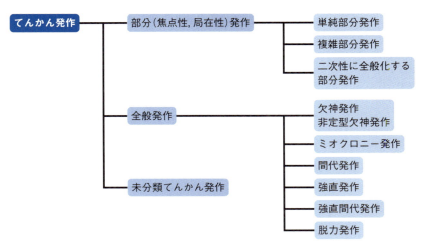

図1 てんかん発作型の分類（1981年版）

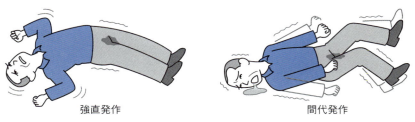

図2 強直発作と間代発作

かに，とても気になる部分があります．

つづき

　帰宅した患者は，昼食後に抗てんかん薬を服用．休んでいたところ，午後4時ごろ，これまでと同様の発作が起こった．妻が患者の顔を叩いて起こそうとしたが，意識は戻らず，顔色が悪くなった．
　午後4時14分，救急隊が到着したときには心肺停止状態となっていた．モニター上心室細動であり，除細動され幸い心拍は再開，再び病院に搬送されるに至った．

> 患者はICUに入室．蘇生後脳症の評価目的で脳波検査を施行し，幸い予後不良の脳波所見ではなかった．翌日午後1時18分にTorsades de pointes（TdP, 図3）が出現．直ちに，除細動を行った．

ICUにて治療中，TdPが生じています．蘇生後であり，さまざまな治療などが影響している可能性もありますが，やはり心原性失神であったと考えられます．

さて，気になる病歴，とはどこだったのでしょうか？　それは，「（患者の）顔を叩いたところ……発作は治り目が覚めた」という部分です．「目が覚めた」という言葉からは，患者は目をつぶっていたことが推測されます．一方，てんかん発作では，全般発作の場合，原則目は見開かれたままです．

そこで，あらためて目撃者に聴きたいのはこの質問です．

Q その2　「発作中，目は開いていましたか？」

患者の妻に聴いてみると「発作の最中は目をつぶっていた」とのことでした！　そこで，「上肢をガクガクさせていた」との病歴についても聴取し直したところ，「ガクガク」というより力が入っていた感じだった，とわかりました．つまり，明らかなけいれん発作があったとは言えなくなったのです．さらに「意識消失の時間も5分続いたように感じたが，実際にはもっ

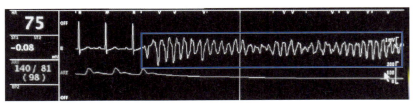

図3 Torsades de pointes（TdP）
極めて容易に心室細動に移行する悪性不整脈．QRSの軸が規則的にねじれるため，心室波の振幅の大きさが変わっている．

と短かったかもしれない」とのことでした．このあたりが病歴聴取の難しい部分です．

　結果的に，一過性意識消失の原因は，発作中に閉眼していたことからも全般発作（てんかん）の可能性は否定的であり，失神の中でも心原性失神である可能性が最も高くなりました．

　循環器内科に植込み型除細動器（ICD）の植込みを依頼しました．植込み4日後に1度TdPが生じたため，ICDが作動しています．なお，蘇生後脳症によるてんかん発作の予防目的で，抗てんかん薬は継続しています．

　患者は幸い後遺症なく意識を回復し，循環器内科と脳神経内科外来に通院中です．1年以上経過していますが，意識消失発作はみられていません．

　この患者は心原性失神でも運良く後遺症がなくてすみましたが，最悪の場合，突然死や寝たきりになる可能性もあります．心原性失神をてんかんと誤診したくないものです．

　問診で「けいれんがあったかどうか」（Q その1）を聴く医師は多いですが，「発作中の目の状態」（Q その2）を聴ける医師は多くないように思います．今回も，残念ながら脳神経内科医を含め，誰も目の状態を聴いていませんでした．もっと早く聴いていたら，結果は違っていたのではないでしょうか．

　『Neurology』誌に，発作がてんかん発作なのか心因性発作なのかを鑑別するのに，目の状態を調べることが有用である，との報告があります[1]．この報告によれば，**全般発作では全例開眼しており**，一方心因性発作ではほとんどが閉眼していたとあります．失神との鑑別のスタディではありませんが，少なくとも全般発作タイプのてんかんでは，まず目を見開いていると考えてよいと思います．

まとめ

- 意識消失の原因は……心原性失神（✗てんかん）
- 今回の"問診力"……一過性意識消失では，発作中の目の状態を聴く．閉眼していれば，その発作は原則てんかん発作（全般発作）ではないため，失神を疑う．

文献

1）Chung SS, et al：Ictal eye closure is a reliable indicator for psychogenic nonepileptic seizures. Neurology 66（11）：1730-1731, 2006.

一過性意識消失

症例13：一瞬の意識消失

症例

患者 20歳台，女性

主訴 意識消失

病歴 子どもの運動会を見に行っていた．応援の合間にトイレに行き，戻るときに倒れた．一瞬意識を失っていた．前日の昼過ぎごろにも，歩いていてバタンと倒れて両膝を打った．その際にも一瞬意識を失っていたため，心配になり来院した．

　患者は一過性意識消失を訴えて外来を受診しました．一過性意識消失の主な原因は「てんかん」と「失神」であり，病態は異なるのですが，両者の鑑別は必ずしも容易ではありません．

　てんかんといえばまず強直間代発作（大発作）を思い浮かべることが多いと思います．大発作であれば明らかなけいれん発作がみられますし，発作後のもうろう状態があります．次に，複雑部分発作であれば，けいれんはありませんが意識障害がある程度の時間続きます（症例17 ➡ p.113）．一方，失神の場合はけいれんはあっても数秒程度，発作後の意識も短時間で回復することが多いです．したがって症例12で説明したように「けいれん発作の有無」や「意識消失の持続時間」は，てんかんと失神の鑑別上参考になります．

　今回の場合は，意識消失は一瞬であり，もうろう状態もないようです．またけいれん発作もないと考えられます．つまり，てんかんの大発作ある

いは複雑部分発作は否定的と考えられますが，では直ちに失神と断定して
よいのでしょうか．

> つづき
>
> 　患者はこれまで動悸あるいは胸痛を自覚したことはない．意識を失
> う前にも動悸や胸痛はなく，冷や汗・悪心・腹部不快感や眼前暗黒感
> もなかったという．確認したところ，約1年前にも同様の意識消失
> を経験していたが，その際も何の誘因もなかったとのこと．血圧
> 108/70 mmHg，脈拍72/分・整，明らかな神経学的異常所見なし．
> 12誘導心電図は正常所見であった．

　失神は「心原性失神」と「非心原性失神」に大別されます．心原性失神はさ
らに，不整脈によるものと器質的心疾患によるものに分けられますが，い
ずれも予後不良な疾患が含まれますので，見逃したくありません．動悸や
胸痛を自覚する場合もありますので，必ず確認することが重要と考えま
す．

　一方，非心原性失神はいわゆる神経調節性失神のことを言い，血管迷走
神経性失神，状況失神や起立性低血圧などが含まれます．これらは心原性
失神と比較すると予後不良ではありません．疲労蓄積・暑熱曝露・運動直
後・長時間の起立，あるいは排尿・咳嗽といった状況の確認や，疼痛・恐
怖・驚愕など情動ストレスの有無の確認が大切になります．

　患者には動悸や胸痛はなく，12誘導心電図も正常であり，直ちに，か
つ積極的に心原性失神を支持する要素はないようです．一方非心原性失神
に関しては，運動会を観戦していたことやトイレ後であったことからは生
じ得る状況ではありますが，何の前触れもなく意識を失っている点は非典
型的と思われます．

　プライマリ・ケアにおいては，**非心原性失神としては非典型的だと少し
でも感じたなら，専門医に紹介する**ことが望ましいと考えます．心原性失
神なら必ず動悸や胸痛が認められるわけではありませんし，診察時に不整
脈がなく12誘導心電図も正常所見であっても，それだけで不整脈による
失神を否定することはできません．実際そうしたケースに遭遇したら，

症例13：一瞬の意識消失　　**87**

Holter心電図を装着する，あるいは循環器内科への紹介を選択するという方も多いのではないでしょうか．

その選択で問題はありませんが，その前に次の質問をしておくと役立つ場合があります．

Q 「急に体がぴくついたり，物を落としたりすることはありませんか？」

患者に尋ねたところ，**数年以上前から急に体がぴくつくことを自覚して**いたそうで，朝歯磨きをする際に歯ブラシを持つ腕がぴくっとしたり，持っていた茶碗を急に落としてしまったりすることがあったということです．

この症状は，ミオクローヌスと考えられます．ミオクローヌスは不随意運動の一つで「持続時間の短い不随意な筋肉の収縮（あるいは収縮の消滅）によって引き起こされる素早い運動」のことです．誰もが経験しているしゃっくり（吃逆）は横隔膜のミオクローヌスですし，夜間に急に体がぴくっとして目が覚めるのも，睡眠時ミオクローヌスといって生理的なものです．

一方，病的なものとしては，代謝性脳症（特に肝性脳症）の際にみられる**羽ばたき振戦**（flapping tremor）があります．羽ばたき振戦は，固定姿勢保持困難（asterixis）とも呼ばれる持続時間の短い不随意な筋収縮の消滅ですので，厳密には「振戦」ではなくミオクローヌスになります．そして，このようなミオクローヌスがてんかん性に生じている場合，「ミオクロニー発作」と呼びます．

患者は，急に物を落としたりしており，診察時にも固定姿勢保持困難を確認しました．ちなみに固定姿勢保持困難の観察は，OSCEでも必須の手技であり知っている方も多いと思いますが，念のため診察の仕方を説明しておきます（図1）．

固定姿勢保持困難の観察をするには，手掌を下に向けて指を少し広げた状態で両腕を前方に挙上させ，それから手首を背屈させます．正常であれ

88　第2章　よく診る症状別症例集

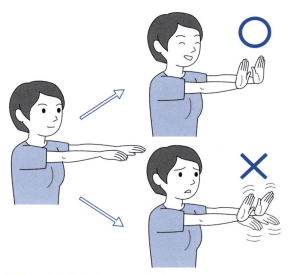

図1 固定姿勢保持困難の観察

ば，ずっと手首を背屈させた状態を保持できますが，固定姿勢保持困難があると一瞬力が抜けるため，手首の掌屈と背屈を繰り返します．その様子がまるで羽ばたいているように見えるため，羽ばたき振戦と名付けられたわけです．

> **つづき**
>
> 　脳波検査を行うと，光刺激にて光突発反応が出現し，顔面のぴくつきがみられ，光感受性てんかんであることが確認された（図2）．病歴から発症年齢を推測し，若年ミオクロニーてんかん（juvenile myoclonic epilepsy：JME）と診断した．抗てんかん薬を開始し，以後意識消失発作はなく，体のぴくつきもほとんど消失している．

　JME は思春期発症の全般てんかんでは最も多いタイプであり，全てんかんの 5〜10％ を占めると言われます[1]．『てんかん治療ガイドライン2018』では JME を示唆する徴候[2]として
1）小児期から若年期の発症

症例13：一瞬の意識消失　**89**

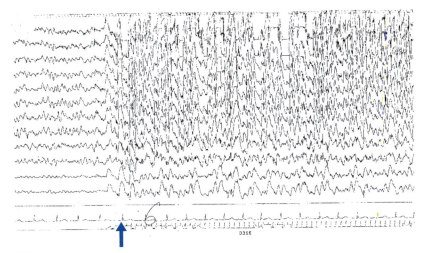

図2 脳波検査の結果
光刺激（開始時↑）に伴い多棘波が出現している．

2) 断眠やアルコールでの誘発
3) 早朝の強直間代発作あるいはミオクロニー発作
4) 短時間の欠神発作
5) 脳波での光突発反応，全般性3 Hz 棘徐波複合あるいは多棘徐波複合

などを挙げています．

　脳波検査で光刺激が行われた際の顔面のぴくつきやこれまで観察された上肢のミオクローヌスは，ミオクロニー発作と考えられます．ミオクロニー発作は通常は意識消失を伴いませんが，短い意識消失をみることがあります．この患者の主訴である短時間の意識消失発作は，ミオクロニー発作によるものであったか，あるいは欠神発作（10秒前後の短い意識障害が前兆を伴わずに突然始まり突然終了し元に戻る．その間動作は中断され，その姿勢を保持したままとなる．）だったと考えられます．

　JME を知っておくことは，二つの点で重要です．一つ目は，前述したように頻度が高い疾患であること，もう一つは直ちに治療を開始すべき疾患であることです．もし，JME で初めて意識消失発作を起こして受診し

た場合でも，ミオクロニー発作はこれまでに何度も来していることがほとんどですので，直ちに治療の対象となります．「2回目の意識消失発作が起こったら治療をしましょう」ではないのです．

　JME の場合，このミオクロニー発作に気付かなければ，失神と診断される可能性があります．そうすると，Holter 心電図などで異常がなく心原性失神が否定的とされれば，経過観察になる可能性が高いでしょう．そのようなケースで，もし運転中にでも意識消失発作あるいは強直間代発作が起こったら，事故につながる危険性もあるのです．

　そうならないためにも，ミオクローヌスについての質問および診察は大切と考えます．

まとめ

- 最終診断は……若年ミオクロニーてんかん（JME）（✖失神）
- 今回の"問診力"……一過性意識消失では，JME を見逃さないためにミオクローヌスについて聴いておく．

文献

1）Grünewald RA, et al：Juvenile myoclonic epilepsy. A review. Arch Neurol 50(6)：594-598, 1993.
2）Zifkin B, et al：Mechanisms, genetics, and pathogenesis of juvenile myoclonic epilepsy. Curr Opin Neurol 18(2)：147-153, 2005.

その他の症状

症例 14：筋収縮と弛緩を繰り返す（間代性）けいれん

> **症例**
>
> **患者** 80歳台，女性
> **主訴** けいれん
> **病歴** 3か月前からケアハウスに入所していた．本日午前4時30分ごろから，30秒程度持続する間代性けいれん（筋の収縮と弛緩が短い周期で交代しながら，規則的に反復律動する運動性のけいれん）が20〜40分間隔で生じるため，近医に搬送された．12誘導心電図で異常なく，ジアゼパム投与後けいれんは消失した．医師同乗のもと救急車で当院に搬送されたが，救急車の中でも1分程度のけいれんが生じており，その際モニターで不整脈は指摘されていない．
> **既往歴** 45年前交通事故にて脳挫傷（左前頭葉）

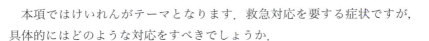

本項ではけいれんがテーマとなります．救急対応を要する症状ですが，具体的にはどのような対応をすべきでしょうか．

間代性けいれんをみた場合，第一に「てんかん発作」（すなわち脳が原因）を考えますが，「失神」（≒低血圧，すなわち心臓や自律神経などが原因）の際にも短時間のけいれんを生じることがあり，けいれんが1分程度続く失神（convulsive syncope）もありますので，1分程度のけいれんの場合，てんかん発作なのか失神に伴うものなのかの判断は容易ではありません．ただ，本症例では近医や救急車搬送中にけいれんが生じた際，脈拍触知あるいはモニターで不整脈がないことが確認されていますので，そのお

かげで心原性失神を否定でき，てんかん発作だと診断できます．**意識消失・けいれんを診察する場合，発作時の脈拍を診る**（可能ならモニターを装着しておく）**ことで診断を絞り込めます**ので，適切な対応がなされていると思います．

さて，ここで「てんかん発作」と「てんかん」の違いを確認しておきます．てんかん発作は症状名であり，てんかん（epilepsy）は疾患名です．てんかん発作とは，大脳の神経細胞が過剰に興奮するために生じる発作で，発作症状にはさまざまなもの（ボーッとする，ぴくつく，脱力が起こる，など）がありますが，**（間代性）けいれんは最も知られている症状**でしょう．一方，てんかんとは，慢性の脳の病気で，大脳の神経細胞が過剰に興奮するために，脳の発作性の症状が反復性に起こるもの，と定義されています．つまり，**てんかんという慢性の脳疾患を持った患者が，けいれんなどのてんかん発作を起こす，と表現**します．

では，けいれん（てんかん発作）を生じる疾患はてんかんだけでしょうか．既知のように，さまざまな急性疾患に伴ってけいれん（てんかん発作）は生じます．急性疾患に伴って生じたけいれん（てんかん発作）は**急性症候性発作**とも呼ばれます（表）．

したがって，けいれんを生じた患者を診る場合は，治療と並行して原因疾患がてんかんなのか，急性疾患が存在するのかを検討する必要があります．たとえてんかんと診断されていても，その患者に急性疾患が合併する可能性もありますので，けいれんがあった場合はその都度，表 に記載されている急性疾患がないかどうかを確認することが望まれます．

つづき

　救急外来でもけいれん（右上下肢優位の間代性けいれん）を生じたのでジアゼパム静注，その後ホスフェニトイン投与などの対応がされた．頭部 MRI では左前頭葉の脳挫傷痕を認めるのみで，新規脳血管障害などは認めなかった．血液検査でも急性症候性発作を起こすような代謝性障害はなかった．脳挫傷後遺症によるてんかんとして，抗てんかん薬の内服薬の経鼻胃管からの投与が開始された．

　入院後，明らかなけいれんは認めず，翌日には右上下肢に生じてい

症例 14：筋収縮と弛緩を繰り返す（間代性）けいれん　　**93**

表 急性症候性発作を来す主な原因[1-4]

脳血管障害	脳血管障害から 7 日以内に起こる発作
中枢神経系感染症	中枢神経系感染症の活動期に起こる発作
急性自己免疫性脳炎	
頭部外傷	頭部外傷から 7 日以内に起こる発作
代謝性・全身性疾患	電解質異常, 低血糖, 非ケトン性高血糖, 尿毒症, 低酸素性脳症, 肝性脳症, 高血圧性脳症, 子癇, posterior reversible encephalopathy syndrome (PRES), 全身性エリテマトーデス (SLE), ミトコンドリア脳症など全身性疾患に関連して起こる発作
中毒	麻薬 (コカインなど), 処方薬 (アミノフィリン, イミプラミンなど), 危険ドラッグ, 薬剤過剰摂取, 環境からの曝露 (一酸化炭素, 鉛, 樟脳, 有機リンなど), アルコール (急性アルコール中毒など) に曝露している間に起こる発作
離脱	アルコールや薬剤 (バルビツレート, ベンゾジアゼピンなど) の依存があり, 中止後 1〜3 日以内に起こる発作
頭蓋内手術後	頭蓋内脳外科手術の直後に起こる発作
脱髄性疾患	急性散在性脳脊髄炎, 多発性硬化症の急性期に起こる発作
放射線治療後	被曝後 24 時間以内に起こる発作
重複要因	同時に起きたいくつかの状況と関連した発作

〔日本神経学会 (監), てんかん診療ガイドライン作成委員会 (編)：てんかん診療ガイドライン 2018. p154, 表 1 より改変〕

> た Todd 麻痺 (てんかん発作後にみられる一過性の麻痺. 持続時間は通常数分から数時間であり, 稀に数日に及ぶこともある) も改善し, 「はい」などと返答するようになった. 脳波検査では突発波が確認された.
>
> 　入院 3 日目に診察した際, 呼びかけると視線を向けて「はい」と返事したが, 名前を尋ねると返事はなかった.

　急性疾患は認めず, 脳挫傷後遺症による症候性てんかんと診断されました. 抗てんかん薬の内服薬も開始され, 入院後には明らかなけいれんは認められませんでした. 入院 3 日目の時点ではけいれん発作から 2 日間経過していますので, 救急外来時にみられたてんかん発作による発作後もう

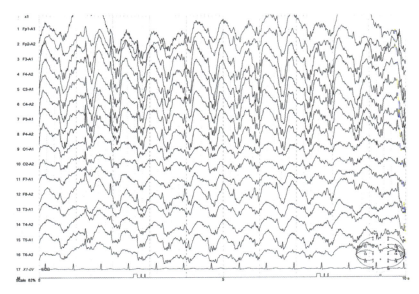

図 脳波検査
ほぼ全般性に，多棘徐波がほとんど連続性に出現している．

ろう状態の時期は一般的には過ぎていると思われます．では，名前を答えることができないのはもともと認知症でもあるからでしょうか．
　このような状況で，有効なのは以下の質問です．

Q 「症状の変動はありませんか？」

　これは例外的ですが，担当医あるいは看護師に問う質問です．担当医に聴くと，その日の朝には名前を答えることができたそうでした．看護師に確認してみても，名前を答えるときと返答がないときがあるとのことでした．このように症状に変動がある場合は，たとえ外見上はけいれんがなくても，てんかん発作が続いている可能性が考えられます．
　直ちに脳波検査を再検すると，てんかん性放電が反復性に出現していました（図）．このように，けいれんを認めないけれども意識障害が持続し，脳波上発作波が持続的もしくはほぼ持続的に出現している状態を，**非けい**

症例 14：筋収縮と弛緩を繰り返す（間代性）けいれん　　95

れん性てんかん重積状態（nonconvulsive status epilepticus：NCSE）と呼びます．脳波検査中にジアゼパムを投与すると，てんかん性放電の消失とともに従命が可能となりました．

当初は，以前のような意識状態に戻らない可能性があると家族に説明がなされていましたが，抗てんかん薬を調整し，意識レベルの変動や見当識障害もなくなり，日常生活で介助不要となり，本人も家族も喜んで退院していきました．

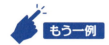

> **症例**
> **患者** 70歳台，女性
> **主訴** けいれん
> **病歴** 介護施設にショートステイ中にけいれんを生じたため近医に搬送されジアゼパムなどで治療後，脳神経内科に搬送された．左片麻痺を認めたため脳卒中科に入院したが，翌日には麻痺は改善し，Todd麻痺と考えられた．脳梗塞後遺症による症候性てんかんとして抗てんかん薬を開始され，明らかなけいれんはなかった．

しかしこの患者は，入院後歩行困難となり，認知症，廃用症候群とされリハビリテーション目的で転院．そこでもADLは軽介助から全介助まで，日によって変動がありました．さらに別の病院に転院しましたが，徐々にADLが低下し無動で寝たきりになってしまいました．家族からの希望があり脳神経内科に転院し，脳波検査を施行しNCSEと判明したのです．

つまり，この患者は非けいれん性のてんかん発作を長期間繰り返したために，寝たきりになってしまったものと思われました．抗てんかん薬の調整をして，非けいれん性てんかん発作は消失し，リハビリテーションにて右手の離握手がわずかにできる程度になった時点で，紹介元の病院に戻り

ました．

　けいれん患者を診る場合，外見上のけいれんが治まっていても，非けいれん性の発作が続いている場合があります．その発作による意識レベルの低下，ADLの低下を見逃すと，寝たきり患者をつくってしまう恐れがあります．

　てんかん患者の健康寿命を延ばすためにも，症状の変動する場合には，NCSEを始めとした非けいれん性発作の可能性を疑い，脳波検査を施行することが大切です．もしも非けいれん性発作を見つけることができれば，最初の症例のように患者や家族に大変喜ばれると思います．

まとめ

- けいれんの原因は……非けいれん性てんかん重積状態（NCSE）（✕認知症）
- 今回の"問診力"……けいれん患者を診る場合，非けいれん性発作を見逃さないため，症状の変動を確認する．

文献

1) Annegers JF, et al：Incidence of acute symptomatic seizures in Rochester, Minnesota, 1935-1984. Epilepsia 36(4)：327-333, 1995.
2) Huang CC, et al：Acute symptomatic seizure disorders in young children—a population study in southern Taiwan. Epilepsia 39(9)：960-964, 1998.
3) Murthy JM, et al：Acute symptomatic seizures—incidence and etiological spectrum：a hospital-based study from South India. Seizure 8(3)：162-165, 1999.
4) Leung H, et al：Prognosticating acute symptomatic seizures using two different seizure outcomes. Epilepsia 51(8)：1570-1579, 2010.

その他の症状

症例 15：足を反らせない（下垂足）

症例

患者 50 歳台，男性

主訴 右足が垂れる

病歴 肺炎と心不全で入院中である．昼過ぎからベッドで右脚を下にしてあぐらをかいてテレビを見た．午後 5 時ごろトイレに行くときに，右足が垂れたままで反ることができず，歩きにくいことに気付いた．右手の動きは全く問題ない．

　患者には「下垂足」が生じているようです．下垂足は，一般的には「L5 神経根症」(腰が悪い)，あるいは「腓骨神経障害」(膝で末梢神経が圧迫されている)が原因として挙げられますが，頻度は低いながらも重篤な「脳血管障害」も原因としてあり得ます．

　脳血管障害では一般的には片麻痺(体の片側の上下肢麻痺)を生じますが，病変部位によっては単麻痺(四肢のうち一肢のみの麻痺)，あるいは下垂足や下垂手のような「限局性麻痺」も生じ得ます．限局性麻痺だからといって，直ちに脳血管障害を除外することはできないのです．

　では，本患者の病歴からは，L5 神経根症，腓骨神経障害，あるいは脳血管障害，いずれの可能性が考えられるでしょうか．

98 第 2 章　よく診る症状別症例集

> 患者は主治医に症状を報告した．神経学的所見では，右前脛骨筋の筋力低下（MMT 3−）を認めたが，後脛骨筋の筋力は正常だった．感覚は右足背で触覚が軽度低下していた．以上の所見から，右腓骨神経障害と評価された．

　患者はベッドにあぐらをかき，右脚を左脚の下に敷いた状態で長時間テレビを見ていたと話しています．右膝の外側（腓骨頭部）で腓骨神経が圧迫され，急性の**圧迫性末梢神経障害（ニューロパチー）**が生じた可能性があります．そのほかに明らかな神経学的異常所見もないため，様子をみること

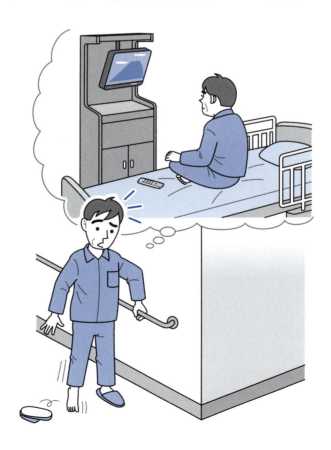

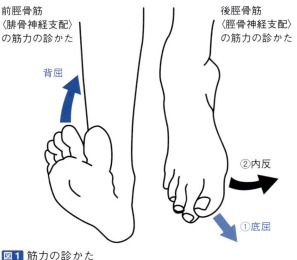

図1 筋力の診かた

になったようです．

　ここでまず，L5神経根症と腓骨神経障害について，外来診療でも役に立つ鑑別ポイントを述べます．

　両者を鑑別するには，「**L5神経根由来だが腓骨神経支配ではない筋**」の**筋力を確認すること**です．筆者なら，症例で記したように後脛骨筋の筋力を調べます．後脛骨筋はL5神経根由来で「脛骨」神経支配のため，L5神経根症では筋力が低下しますが，腓骨神経障害なら筋力は正常のはずだからです．

　調べ方としては，まずかかとで立つときのように足を背屈させ，L5神経根由来で腓骨神経支配である前脛骨筋の筋力を確認します．次に足を爪先立ちになるようにして底屈させ，さらに内反させて後脛骨筋の筋力を確認します（**図1**）．なお，それぞれの筋にうまく力を入れられているかを確認するには，**健側の筋力も調べること**が大切です．もし筋力に左右差がなければ，有意な所見とは言えません．なお，後脛骨筋と同じく「L5神経根由来だが腓骨神経支配ではない筋」として長趾屈筋があります．この筋も後脛骨筋と同様にL5神経根症と腓骨神経障害の鑑別に大変有用ですが，

筋力を診る際にいくつか注意を要します．正確に徒手筋力検査をしたい場合，文献 1 を参考にしてください．

この患者の場合，前脛骨筋の筋力は低下していましたが，後脛骨筋の筋力は正常であり L5 神経根症は否定的と考えられました．一方で，右足背の感覚障害はちょうど腓骨神経の領域と一致しており，神経学的所見からは右腓骨神経障害として矛盾しません．

ではそのまま，圧迫性ニューロパチーによる「下垂足」の典型例と診断してよいのでしょうか．

つづき

> 2 日経っても右下垂足が改善しなかったため，翌日脳神経内科にコンサルト予定となった．紹介予定日の朝 6 時ごろ，テレビの見え方が急におかしくなり，同日の脳神経内科医の診察にて右同名半盲が認められた．頭部 CT で脳出血は否定されたため，脳梗塞（脳塞栓症）として治療が開始された．

患者は，下垂足で脳神経内科に紹介受診の予定でしたが，予定日の朝に右同名半盲が生じています．左後頭葉病変が疑われ，突然発症であることも考え合わせると脳塞栓症が生じた可能性が考えられます．

では，何を聴けば，腓骨神経障害と脳血管障害の鑑別ができたのでしょうか．

Q 「右足は歩き始めから反れなかったのですか？歩いている途中から反れなくなりましたか？」

圧迫性のニューロパチーであれば，歩きはじめから足が反れないはずです．ところがこの患者の場合，トイレに行こうとして初めは普通に歩けたものの，**途中から足を反ることができなくなった**そうです．すなわち，下垂足は活動時に生じたことになります．

翌日，頭部 MRI 拡散強調画像にて左後頭葉に高信号域が認められ，右同名半盲の責任病巣と考えられました．また，左前頭葉皮質にも高信号ス

症例 15：足を反らせない（下垂足）　**101**

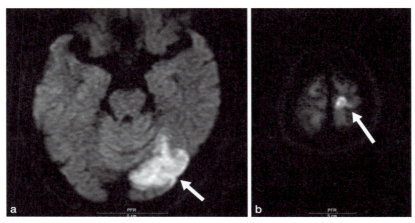

図2 頭部 MRI
拡散強調画像にて左後頭葉(a)および左前頭葉皮質(b)に高信号域(矢印)が認められ，新規脳梗塞と考えられた．

ポットが認められています(図2)．この部位はちょうど足の動きを司る領域であり，下垂足が生じておかしくない場所です．なお，神経伝導検査にて腓骨神経の圧迫性ニューロパチーがないことを確認し，針筋電図検査にて前脛骨筋の筋力低下が中枢性筋力低下であることも確認しています．

以上の結果からこの患者については，3日前，トイレに行く途中に心臓から血栓が飛び，左前頭葉に**心原性脳塞栓症**が生じて右下垂足が起こり，その3日後左後頭葉に心原性脳塞栓症が生じ，右同名半盲に陥った，と考えられました．

もう一例

以前，当日朝に発症した**下垂手**で橈骨神経麻痺として紹介された患者がいました．確かに右下垂手がありましたが，今朝の発症について病歴をさらに詳しく聴くと，「朝食の最中に急に箸が使えなくなった」とのこと．そうなると圧迫性の橈骨神経麻痺は否定的と考えられ，実際，頭部 MRI で前頭葉皮質の手の領域に小さな脳塞栓症が見つかりました．直ちに抗血栓

療法を開始し，幸い新たな脳梗塞は生じていません．

今回取り上げた下垂足の症例でも，下垂足が生じたときにもう一歩踏み込んで「麻痺が安静（圧迫）後の動作開始時からあったのか，活動の最中に生じたのか」を聴いていたら，後頭葉の脳梗塞を予防できたかもしれません．

これらの例から言えることは，やはり「（神経学的所見より）病歴が最重要である」ということだと思います．ですから急性の麻痺が生じた場合には，「いつ・どのような状況で」生じたのか，発症時の状況を再現できるくらい具体的に聴くことが大切になります．そしてもし，発症状況がはっきりしない場合には，神経学的所見だけで判断せず，脳血管障害を念頭に専門医に紹介することが望ましいと考えます．

まとめ

- 麻痺の原因は……脳梗塞（✗末梢神経障害）
- 今回の"問診力"……急性発症の麻痺の場合，たとえ限局性麻痺であっても，安静（圧迫）直後から生じているのか，活動の最中に生じているのかを聴く．活動時に生じていれば脳梗塞を疑う．

文献

1) 園生雅弘：MMT・針筋電図ガイドブック．中外医学社，2018．

その他の症状

症例 16：足をひきずる（歩行困難）

> **症例**
>
> **患者** 60歳台，男性
> **主訴** 歩行困難
> **病歴** 15年前，会社の体力測定で両下肢の動きが鈍いことを指摘された．空腹時血糖が120 mg/dLであったことを契機に，最終的に糖尿病と診断され，歩行障害の原因も糖尿病性多発ニューロパチーと診断された．その後徐々に足をひきずるようになった．最近は，手の力も入りにくくなったため，脳神経内科を受診した．

　糖尿病はプライマリ・ケア領域でも，出合う機会の非常に多い疾患の一つでしょう．糖尿病患者が神経症状を訴えた場合，最も多い原因は「**糖尿病性多発ニューロパチー（diabetic polyneuropathy：DPN）**」ですが，近年DPNの診断が乱発されがちな傾向があるように感じています．

　プライマリ・ケアに要求される「3 C」は，まずは重篤な（Critical）疾患を見逃さないこと，次に一般的な（Common）疾患を的確に診断できること，さらに**治療可能な（Curable）**疾患を見落とさないことです．DPNであれば有効な根本治療法はなく対症療法のみとなりますが，糖尿病以外の疾患が原因ならば，適切な治療で症状が改善する可能性があります．その鑑別のためには，まずDPNの典型的な特徴を理解すること，そして少しでも非典型的な症状があれば他疾患の可能性を考慮し，専門医への紹介を考えることが重要です．

104　第2章　よく診る症状別症例集

ではこの患者の症状は，DPN に典型的なものでしょうか．

> **つづき**
>
> 身長 171 cm，体重 71 kg．主な神経学的所見では，握力が右 11 kg，左 30 kg，腓腹筋が MMT 4 − と低下していた．腱反射は上腕二頭筋と膝蓋腱反射が低下し，上腕三頭筋とアキレス腱反射が消失．明らかな感覚低下は認めなかった．血液検査では，随時血糖値 155 mg/dL，HbA1c 6.6% だった．

ちなみに，プライマリ・ケアの現場では，正確に筋力を診る必要はないと思います．「**筋力低下がある**」と，病歴から**診断できることが重要**です．そのための方法は「日常生活で何をするのが難しいですか？」と聞くことです．例えば「腕を上げるのがだるい」「椅子から立ち上がるのが難しい」場合は近位筋の筋力低下が，逆に「ペットボトルのふたが開けにくい」「少しの段差でつまずきやすい」場合は遠位筋の筋力低下が疑われます．階段を「上るのが難しい」と筋力低下が原因の場合が多く，「下るのが難しい」のは，深部感覚障害や錐体路障害が原因の場合が多いです．

また，**腱反射**も正確にとるにはコツがいる手技ですので，プライマリ・ケアの現場では**参考程度**にとれればよいと考えます．感覚障害に関しては「ピリピリ，ジンジン，ビリビリしませんか？」「痛みはありませんか？」などを聴きます．その後，可能なら爪楊枝を使い，足先や足裏などで**痛覚が低下していないか**，また，音叉を用いて踝で**振動覚が低下していないか**を調べます（**図1**）．振動覚の参考正常値は，踝では 10 秒以上です．

さて，DPN の典型的な特徴は以下のとおりです．

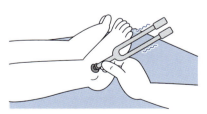

図1 音叉を用いた振動覚の診察

1)感覚症状で初発する(⇔非典型的：運動症状で初発する，運動症状が強い)

2)足先からしびれて，足関節部から下腿へと上行する．進行すれば手先にも症状が広がるが，症状の程度は足のほうが強い(⇔非典型的：手だけに症状がある，手から症状が始まる，手のほうが症状の程度が強い)

3)両側同時に左右対称性にしびれる(⇔非典型的：左右いずれかから発症し，反対側に症状が出るまでの期間が長い，症状の程度に明らかな左右差がある)

　これらの特徴は，実はDPNのみならず，「多発ニューロパチー」すべてに当てはまるものです．多発ニューロパチーとは，ニューロパチー(末梢神経障害)の中で，神経(軸索)の長さに比例して障害を呈するタイプを言います．上肢よりも下肢のほうが神経は長いので，多発ニューロパチーでは下肢，特に遠位部の足趾から症状が生じます．また運動神経の「下肢の最遠位で障害が起こっても症状が出にくい」「神経再支配による代償が働く」という性質により，運動症状でなく感覚系の症状で初発が多い特徴があります．

　つまり多発ニューロパチーでは，まず両足先同時に左右対称性にしびれなどの症状が出現し，足関節部から下腿へと上行します．進行すれば両手先にも症状が広がりますが，それでも症状の程度は足のほうが強い特徴があります．感覚障害は**手袋靴下型**を呈します(**図2**)．進行例では筋力低下や筋萎縮がみられますが，これも遠位筋ほど優位です．腱反射は低下するのが一般的であり，特にアキレス腱反射が早期に低下消失します．

　これらの事情を踏まえ，まずは以下の質問をします．

❓ その1　「症状はどのように起こりましたか？」

　診察時には，運動症状と感覚症状の両方があるかもしれません．手にも足にも，左右両側に症状がある可能性もあります．大切なのは，それらの症状がいつ起こったのか，その**経過**です．運動症状が先に生じているなら，DPNとしては非典型的です．また，手から症状が起こっていればや

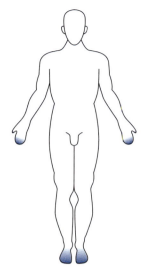

図2 手袋靴下型の感覚障害

はり非典型的と言えます．左右に症状があっても，発症時期に数週間から数か月も差があれば非典型的と言えます．

重ねて問いたいのは，以下のことです．

Q その2　「症状の程度は同じですか？」

足より手の症状のほうが強い，と言われたら非典型的と考えられます．足のしびれも，左右で程度に明らかな差があれば非典型的と考え，一度，専門医に紹介したほうがよいと思われます．

2つの問いの結果，この患者では足の運動症状で初発し，感覚症状の訴えはありませんでした．神経学的所見をとらなくても，DPNとしては非典型的と言えるのではないでしょうか．

> **つづき**
> 神経伝導検査や針筋電図検査を行い，慢性炎症性脱髄性多発根ニューロパチー（chronic inflammatory demyelinating polyneuropa-

症例16：足をひきずる（歩行困難）　**107**

thy：CIDP）と診断．免疫グロブリン大量静注療法（IVIg）を行ったところ，筋力が改善した．握力は右が25 kg，左が35 kgに，腓腹筋の筋力はMMTで5−となり，以前はできなかった爪先立ちもできるようになった．神経伝導検査所見も改善した．

　糖尿病患者に生じた神経症状を，すべて糖尿病のせいと決めつけないことが大切だと思います．今回のCIDPはそれほどなじみがなかったかもしれませんが，糖尿病では，手根管症候群，後縦靱帯骨化症（ossification of posterior longitudinal ligament：OPLL），OPLL以外の普通の頸椎症の合併が多いことが知られています．手だけに症状があり，「朝方に強い手のしびれ」がある手根管症候群の患者や，頸椎症を合併し，頸椎症性脊髄症によりしびれ，歩行障害，膀胱直腸障害を来して手術適応と考えられる患者を，DPNとして放置することは避けなければなりません．

　なお，わが国では「糖尿病性多発神経障害の簡易診断基準」（ 表 ）が広く普及しています．この診断基準はとても有用ですが，症状の経過や左右差，手足の差が十分に考慮されておらず，例えば多発性単ニューロパチーでも診察時に両側性に症状があれば，糖尿病性多発ニューロパチーと診断してしまう恐れがあります．そうならないためにも，お示しした2つの

表 糖尿病性多発神経障害の簡易診断基準

【必須項目】
以下の2項目を満たす．
1. 糖尿病が存在する
2. 糖尿病性多発神経障害以外の末梢神経障害を否定し得る

【条件項目】
以下の3項目のうち2項目以上を満たす場合を「神経障害あり」とする．
1. 糖尿病性多発神経障害に基づくと思われる自覚症状（下記の2項目を満たす）
　1）両側性　2）足趾先および足底の「しびれ」「疼痛」「異常感覚」のうちいずれかの症状
　※上肢の症状のみの場合および「冷感」のみの場合は含まれない
2. 両側アキレス腱反射の低下あるいは消失
3. 両側内踝の振動覚低下

（「糖尿病性神経障害を考える会」による：抜粋，一部改変）

問いが大切になります.

　また, もう一つ知っておいていただきたいのは, DPN の「確定診断」には神経伝導検査が必須だということです. 障害の程度を定量評価できるほか, 今回のような脱髄性ニューロパチーを発見できるためです.

　DPN と診断されているなかに治療可能な疾患があること, それを見つけることで感謝されるうれしさを, みなさんに知っていただきたいと思います.

まとめ

- 歩行困難の原因は……慢性炎症性脱髄性多発根ニューロパチー（CIDP）〔✕糖尿病性多発ニューロパチー（DPN）〕
- 今回の"問診力"……糖尿病患者が神経症状を訴えたときには,「経過」と「程度」を聴く. 運動症状や手の症状が強い場合, あるいは左右差を認める場合には, 糖尿病性多発ニューロパチーと安易に診断しない.

文献

〈参考文献〉
- 糖尿病性神経障害を考える会：糖尿病性多発神経障害の診断基準と病期分類. 末梢神経 23(1)：109–111, 2012

その他の症状

症例 17：急に進行する もの忘れ

> ### 症例
>
> **患者** 80歳台，男性
> **主訴** もの忘れ
> **病歴** 妻と二人暮らしである．妻の話では「約1か月前から同じこと を何度も聞くようになり，日付もわからなくなった．先日は午前2 時に起きて，急に服を着替えて出かけようとした」とのこと．高血圧 にて通院しているかかりつけ医からの「ここ1か月ぐらいで急に認知 症が進みました．改訂 長谷川式簡易知能評価スケール(HDS-R)で7 点でした．CTまたはMRIでの精査をお願いします」という紹介状を 持って，妻と娘に連れられて脳神経内科を受診した．

　患者には「もの忘れ」の症状があり，かかりつけ医にて認知症と診断さ れ，精査依頼で受診されました．HDS-Rでは30点満点中の7点であり， 認知症であれば重度と考えられる結果です．老老介護の二人暮らしであ り，奥さんは，いつまで自宅で生活できるだろうかと心配されています． わが国の認知症高齢者数は460万人以上(65歳以上の15%)と推計されて おり，決して珍しい外来風景ではないと思います．

　認知症が疑われる場合，まずは**認知症と類似する，「せん妄」や「うつ状 態」などの病態を鑑別する**ことが重要です．そのうえで，Alzheimer病 (Alzheimer's disease：AD)，血管性認知症(vascular dementia：VaD)およ び Lewy 小体型認知症(dementia with Lewy bodies：DLB)以外の「治療可

110　第2章　よく診る症状別症例集

能な認知症（treatable dementia）」を見逃さないことが大切になります．代表的な treatable dementia には「甲状腺機能低下症」「ビタミン B_{12} 欠乏」および「葉酸欠乏」といった採血で確認できるものや，画像検査が診断に有用な「正常圧水頭症」などがあります．

さて，本症例ではどのような病態を考えるべきでしょうか？　実は，**病歴でとても気になる箇所があります．**

> **つづき**
>
> 　尿失禁や幻視・幻覚はないとのこと．家族の心配に比して，患者本人の自覚は乏しかった．血圧 142/72 mmHg，脈拍 66/分・整．明らかなパーキンソニズムはなく，wide-based gait（開脚歩行）ではなかった．頭部 MRI では VaD を来すような血管障害も，正常圧水頭症を示唆する所見も認められなかったが，左の海馬の萎縮が認められた（**図**）．なお，後日判明した血液検査の結果はすべて正常範囲内だった．

診察では，典型的なせん妄症状（不穏，易刺激性，暴言や幻覚など）は認

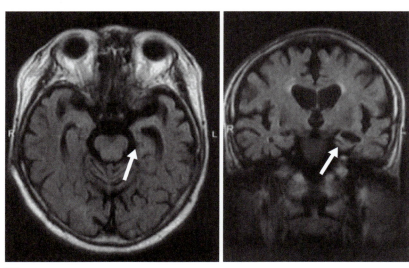

図　頭部 MRI
FLAIR 像にて側脳室（下角）の左右差を認め，左海馬の萎縮が示唆された．

症例 17：急に進行するもの忘れ　**111**

められませんでした．また，うつ状態であれば，患者本人が自覚症状とし
て記銘力障害を訴えるのが一般的ですが，こちらも否定的でした．Treat-
able dementia の検索でも，血液検査に明らかな異常所見はなく，尿失禁
や wide-based gait など正常圧水頭症を示唆する徴候や画像所見もありま
せんでした．では，海馬の萎縮所見と合わせ，AD と診断してよいので
しょうか．

　気になったのは，かかりつけ医からの紹介状の「ここ 1 か月ぐらいで急
に認知症が進みました」という部分です．典型的な認知症では「経過は緩
徐」ですので，「急な進行」は非典型的と思われます．

　そこで，家族に問いたいのはこの質問です．

ⓠ「状態がよい日と悪い日がありますか？」

　奥さんは「状態がよい日と悪い日があります」と即答しました．典型的な
認知症は，経過が緩徐であるとともに，症状は比較的安定し「変動は少な
い」と考えられます．本患者の場合，**経過が緩徐とは言えず，症状に変動
がある**ようなので，認知症としては非典型的と考えられます(例外として
DLB は認知機能が変動しますが，この患者には幻視やパーキンソニズム
は認めず，DLB は否定的と考えます)．

　では，認知症様症状が変動する場合，どんな疾患を疑うべきなのでしょ
うか？

つづき

　脳波検査では明らかな突発波は指摘できなかったが，「てんかん」を
疑い，本人と妻に説明した上で抗てんかん薬を開始した．1 か月後の
再診時，妻によると「今は自宅生活で困ることはありません．自転車
で買い物にも行ってくれます」とのこと．HDS-R も 21 点と改善して
いた．日付も日にち以外は正答された．半年経過した時点の HDS-R
も，21 点を維持している．

　抗てんかん薬の投与にて，HDS-R は 7 点から 21 点まで改善しました．

112　第 2 章　よく診る症状別症例集

奥さんも，老老介護の負担が減って喜んでくれました．

「てんかん」と聞くと，子どもに起こる病気，あるいは，手足をガクガクさせる全身けいれん発作をイメージする方が多いと思います．しかし，てんかんは決して子どもにだけ起こる疾患ではありません．実は65歳以降では急激にその発症率が上がります．

一般的に，高齢者てんかんの特徴は，

- 複雑部分発作（＝意識障害を伴う非けいれん性発作）が多い
- 発作症状は軽微かつ多彩（健忘，ぼーっとする，奇異な行動，無反応）で，意識消失はないことが多い
- 前兆（上部不快感など）や自動症（舌なめずり・手遊びなど）も軽微あるいは認めない
- 発作後のもうろう状態が遷延する
- 二次性全般化発作（＝全身けいれん発作）が少ない
- 脳波での判別が難しい

と言われています．一般的な成人てんかんと比べて非特異的であり，その存在に気付かれにくいため，本症例のように，認知症と誤解されているケースもあると思われます．

認知症と高齢者てんかんの鑑別で大切なのは，「症状の変動があるかどうか」です．認知症では一般に症状の変動が少ないのに対して，高齢者てんかんであれば症状に日内，あるいは日差変動があるため，その点を確認することが重要です．

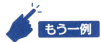
もう一例

ここで，高齢者てんかんと診断された例をもう一例提示します．

60歳台の男性が，「ぼけた」ということで妻に連れられて受診しました．前日の昼食後「自宅にいるのに他人の家にいると思い込んでしまいおかしな言動をした」とのことでした．これまでも半年から一年に1回程度，行ってもいない他人の家に泊まってきた，と言ったり，自宅が自宅でないと感じたり，話しかけてもぼーっとして返事がなかったり，といったおか

しな言動があったようです．頭部 MRI で大脳白質が広範囲に高信号を呈しており，認知機能低下の原因として正常圧水頭症が考えられたため，V-P シャントを勧められました．しかし実際の原因は，多発性脳梗塞から生じた高齢者てんかんであり，抗てんかん薬のみで認知機能は改善しています．

　高齢者てんかんの主な原因疾患として挙げられるのはこうした脳血管障害ですが，実は認知症も，高齢者てんかんの原因疾患となります．近年の報告[1]などにより，AD の 10% 弱にてんかんが合併すると考えられています．最初の症例も，海馬の萎縮があったことから，背景には AD があるのではないかと思われます．

　ちなみに，DLB におけるてんかんの合併についてのエビデンスは 1 報告のみです[2]．その論文では AD と DLB のてんかん発症率はほぼ同等であり，健常者と比べて，約 10 倍であったと報告されています．ただ私見では，DLB は AD より脳波異常も多いため，てんかんの合併率は AD より高いのではないかと考えています．DLB でみられる認知機能の変動の一因として，ひょっとするとてんかんの合併があるのかもしれません．

　いずれにせよ，**AD 患者の認知症症状が増悪した場合，AD 自体の進行のほかに，てんかんの合併が考えられます**．そのような場合，AD に対する治療のほかに抗てんかん薬投与にて症状が改善する可能性もあります．認知症が進んだと諦めていたところ，抗てんかん薬で症状が改善されれば，本人や家族にとってもとても喜ばしいことですし，とても感謝されてこちらまでうれしくなってきます．

　高齢者てんかんを見逃さないことで，感謝されるうれしさを，みなさんに知っていただきたく思っています．

まとめ

- もの忘れの原因は……てんかん〔✕Alzheimer 病（AD）〕
- 今回の"問診力"……もの忘れを診たときには，必ず"症状の変動の有無"を確認する．変動があればてんかんの存在を疑う．

文献

1）Bernardi S, et al：Seizures in Alzheimer's disease：a retrospective study of a cohort of outpatients. Epileptic Disord 12（1）：16–21, 2010.
2）Beagle AJ, et al：Relative incidence of seizures and myoclonus in Alzheimer's disease, dementia with Lewy bodies, and frontotemporal dementia. J Alzheimer Dis 60（1）：211–223, 2017.

その他の症状

症例18：もの忘れのある患者のけいれん

> **症例**
>
> **患者** 80歳台，女性
>
> **主訴** けいれん
>
> **病歴** 約3年前からもの忘れがあり，かかりつけ医でAlzheimer病（AD）と診断され内服治療していた．一人暮らしであり，週3回デイサービスを利用していた．歩行には屋外では手押し車を使用し，屋内では伝い歩きをしていた．本日，デイサービスで昼食後からふらつきがあり，午後1時ごろ右上肢の間代性けいれんが生じた．10秒程度で治まり，その後もうろう状態が約20分程度あった．かかりつけ医に相談され，脳卒中などが疑われたため当院に救急搬送された．
>
> **既往歴** 1年前に右大腿骨頸部骨折，高血圧

　「もの忘れ」のある患者が「けいれん」を生じています．もの忘れもけいれんも，頻度が高く重要なテーマです．ちょっと盛りだくさんになりますが，実臨床では同じ患者に複数の問題があることはしばしばみられることではないでしょうか．これまでの症例を参考にしながら，考えていきましょう．

　まずはけいれんです．患者はデイサービス利用中に右上肢の間代性けいれんを生じたとのことですので，一般には「てんかん発作」を生じたと考えるべきです．ただし，今回のように診察時にけいれんが治まっている場合，そのけいれんが本当にてんかん発作であったかどうかを確認しておく

116　第2章　よく診る症状別症例集

ことが大切です.

てんかん発作と鑑別を要するものとして, 失神(convulsive syncope を含む), movement disorders(振戦やミオクローヌスといった不随意運動), 精神的障害(心因性非てんかん性発作を含む), TIA や発熱疾患に伴う悪寒戦慄(shivering)などが挙げられます. 不随意運動や悪寒戦慄では原則発作時に意識消失を伴わないと考えられますので, **発作時の意識状態を確認**することが大切です. また, 失神ではごく短時間のけいれん(数秒程度が多い)を認めることがありますが, 発作後のもうろう状態は原則的にはありませんので, **発作後もうろう状態の有無**を確認することが大切です. この患者では, 10 秒程度のけいれんの後にもうろう状態が約 20 分程度続いていますので, 大脳神経細胞が過剰興奮した病態であるてんかん発作と考えられます.

てんかん発作であれば, 原因疾患がてんかんなのか, 背景に別の急性疾患が存在するのかを検討する必要があります(**症例 14 ➡ p.93**).

つづき

> 緊急に頭部 MRI, 血液検査, 脳波検査などを施行した. 急性症候性発作を起こすような急性疾患はなかった. 脳波では, 左前頭部誘導で位相逆転(phase reversal)を伴う突発波が認められた. 高齢者てんかんと考え, その基礎疾患は AD と判断し, 抗てんかん薬を開始した. けいれん発作がないため翌日に退院した.

急性疾患は認められませんでしたので, てんかんの初回発作と考えられました. 高齢者てんかんとしての治療が必要と判断され, 抗てんかん薬が処方されました(**症例 17 ➡ p.113**). 一晩経過をみて, 発作がないようですので, 自宅退院とされました.

今回の主訴はけいれんであったので, 上記の対応でほとんど問題がないと思いますが, **もの忘れ**に関して, 病歴のなかで少し気になる部分があります.

わが国の認知症の第一の原因は AD であり，次いで血管性認知症（VaD）
や Lewy 小体型認知症（DLB）の頻度が高いと報告されています．これら 3
つの疾患を鑑別する必要がある理由の一つには，治療法や予後が異なるこ
とが挙げられます．例えば，VaD であれば，特に脳梗塞危険因子の管理
が重要になってきます．DLB であれば，パーキンソニズムに対する治療
により ADL が改善することが期待できます．

　さて，この患者において，VaD は頭部 MRI で否定的と考えられますが，
DLB は頭部 MRI で簡単には鑑別できません．気になったのは「**歩行には
屋外では手押し車を使用し，屋内では伝い歩きをしていた**」という点です．
大腿骨頸部骨折の既往があるため，歩行困難が生じている可能性もありま
すが，本当にそれが原因かどうかを確認しておきたいところです．パーキ
ンソニズムに伴う歩行障害があれば，その治療もできるからです．

つづき

　残念ながら，患者は DLB の可能性について検討する間なく退院し
た．その後，かかりつけ医でフォローされていたが，1 年以上後にて
んかん発作が生じたため，再び当院に搬送され，てんかん発作に対応
することとなった．

　患者はてんかん発作を契機に再度入院となりました．そこで診察する
と，左側優位の**パーキンソニズム（固縮，無動）**を認めました．

　家族に尋ねたところ，前回入院（1 年以上前）の少し前から小刻み歩行に
なっており，退院後も歩行困難が増悪していった，とのことでした．認知
症が先行し，その後パーキンソニズムが発症していますので，DLB の可
能性があると思われます．

　そこで，さらに家族に問いたいのは以下の質問です．

118　第 2 章　よく診る症状別症例集

Q その1 「寝ながら大声を出したりしませんか？」

Q その2 「幻をみたりしませんか？」

　家族によれば，実は 6 年以上前から，患者は度々夜中に大声をあげていた，とのことでした．大声で「来ないで，って言っているのに！」などと言うので，夫が声をかけて起こすと，「えっ」と返事をし，怖い夢を見ていたようで，起きた後は大丈夫だったそうです．このエピソードは，**レム期睡眠行動異常症**（REM sleep behavior disorder：RBD）と考えられます．

　その後，夫が亡くなりましたが，「（亡くなったはずの）夫がいる」といった発言があり，実際に夫の姿が見えているようだったそうです．このエピソードは，幻視と考えられます（さらに妄想もあったかもしれません）．

　認知症に幻視，RBD とパーキンソニズムを伴っているため，この本患者は AD ではなく，DLB だったと考えられます（**表**）．

つづき

　MIBG 心筋シンチグラフィーにて集積低下を確認し（**図**），抗 Parkinson 病薬の投与を開始した．

　実は，前回入院の約 2 年前に，夜間に大声をあげること，および亡くなったはずの夫が見えるという症状について，かかりつけ医から心療内科に一度紹介されていました．その際，夜間せん妄と診断されていたものの，ご家族は，これらの症状がもの忘れと関係があるとは考えていません

表 DLB の中核的特徴[1]

最初の 3 つは典型的には早期から出現し，臨床経過を通して持続する．
・注意や明晰さの著明な変化を伴う認知の変動
・繰り返し出現する構築された具体的な幻視
・認知機能の低下に先行することもあるレム期睡眠行動異常症
・特発性のパーキンソニズムの以下の症状のうち 1 つ以上；動作緩慢，寡動，静止時振戦，筋強剛

症例 18：もの忘れのある患者のけいれん **119**

でした．

　もしも前回入院時に，こちらから意識してQその1，Qその2を聴いていれば，その時点でDLBと診断できたと思われます．そうすれば，もっと早く抗Parkinson病薬を開始でき，歩行障害増悪やADL低下を少しでも防ぐことができたかもしれません．

　パーキンソニズムが先行した後に認知症を発症した場合には，抗Parkinson病薬の投与はされていると思われます．しかし，DLBでは，認知症が先行し，後からパーキンソニズムを発症するため，しばしばADと診断され，抗Parkinson病薬が投与されないあるいは投与開始が遅れる場合があります．治療開始が遅れると，それだけADL改善も困難になります．

　DLB患者を寝たきりにしないためにも，認知症をADと診断をする前に，DLBの可能性を常に検討することが大切です．少しでも疑わしいときは，神経学的所見としてパーキンソニズムを確認する必要がありますので，専門医への紹介が望ましいと考えます．

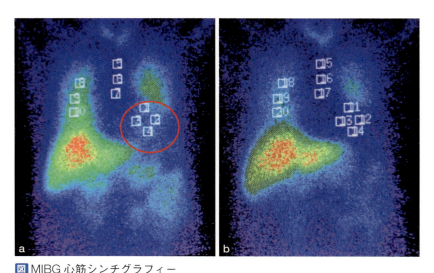

図 MIBG心筋シンチグラフィー
a：Early H/M＝1.675，b：delayed H/M＝1.222と心筋（赤丸で囲まれた部分）への集積低下を認める．

まとめ

- もの忘れの原因は……Lewy 小体型認知症(DLB)〔✗Alzheimer 病 (AD)〕
- 今回の"問診力"……認知症患者を診る場合，DLB の鑑別のため幻視や RBD を確認する.

文献

1) McKeith IG, et al：Diagnosis and management of dementia with Lewy bodies：fourth consensus report of the DLB Consortium. Neurology 89(1)：88-100, 2017

〈参考文献〉
- 日本神経学会(監)，「てんかん診療ガイドライン」作成委員会(編)：てんかん診療ガイドライン 2018. 医学書院，2018.
- 日本神経学会(監)，「認知症疾患診療ガイドライン」作成委員会(編)：認知症疾患診療ガイドライン 2017. 医学書院，2017.

その他の症状

症例 19：体重減少

> **症例**
>
> **患者** 70歳台，男性
>
> **主訴** 体重減少
>
> **病歴** 約1年前に，前立腺癌に対する放射線療法を受け始めたころから食欲低下が生じた．近医で精査されたが明らかな異常が認められず，うつ病と診断された．投薬を受けたが次第に声が小さくなり，食事量も減っていった．体重は1年間で15kg減少し，最近はペットボトルのふたを開けることも難しくなってきた．うつ病の治療のため当院心療内科に入院するも，抗うつ薬の反応性に乏しいため，脳神経内科に紹介され受診した．

今回取り上げるのは「**体重減少**」です．体重減少が神経症状なのか，と思う方もいらっしゃると思います．もちろん，消化器疾患の症状，あるいは代謝性疾患の症状として体重減少が生じる場合もあります．一方で神経筋疾患のために筋肉が萎縮しても体重減少は生じますし，嚥下障害のために二次的に体重減少を生じる場合もあります．したがって，神経症状としての体重減少もあり得ることなのです．

一般的には体重減少がある場合，まずは悪性腫瘍の検索をすると思われます．そしていくら探しても悪性腫瘍が見つからない場合は，精神疾患によるものと診断されることも多いのではないでしょうか．この患者でも，悪性腫瘍に対する治療が始まったころから食欲低下，体重減少が生じる

122　第2章　よく診る症状別症例集

も，近医での検査では異常が認められなかったため，精神疾患と診断されていました．その可能性も十分考えられますが，必ず鑑別すべきある疾患があります．その疾患は決して一般的ではありませんが，極めて重篤であり，できるだけ早期に診断することが大切になります．

さて，その疾患とは何でしょうか．それを見逃さないために，何を聴くことが重要になるでしょうか．

つづき

40歳のときに胃潰瘍のため胃を3分の2切除されている．また3年以上，タバコ20本/日以上の喫煙を続けていたが，肺気腫と診断され現在は禁煙している．前立腺癌に対して放射線治療を受けるも，すでに治療は終了していた．

身長159 cm，体重37 kg（1年前は52 kg），血圧132/84 mmHg，脈拍88/分・整，呼吸数25/分，体温37.5℃．呼吸音は減弱していた．

体重が6か月で5％以上，あるいは12か月で10％以上減少する場合「体重減少がある」とされます．この患者はもともと52 kgだった体重が12か月で37 kgになり，29％も減っていました．この体重減少の裏に，何らかの疾患が存在する可能性が考えられます．

前述のように体重減少はさまざまな疾患によって生じますが，病態生理学的には 表 のように3つに分類して考えられます．この患者の場合，肺気腫はエネルギー消費の増大により体重減少を生じるので原因疾患の候補になります．一方，前立腺癌は治療も終了しており，体重減少の原因とは考えられないとのことでした．

そのようななかで，ある疾患を検索するために有用なのが下記の質問です．

症例19：体重減少　**123**

表 体重減少の病態と主な原因疾患

摂取エネルギーの減少	食物摂取量の減少	摂食中枢障害（脳腫瘍，認知症）/ 神経性食思不振症などに伴う拒食 / 神経筋疾患に伴う咀嚼嚥下障害（Parkinson 病，筋萎縮性側索硬化症など）/ 口腔疾患 / 消化器疾患，副腎不全，種々の全身疾患に伴う食欲低下
	消化吸収障害	消化酵素の機能低下（慢性膵炎）/ 慢性下痢（潰瘍性大腸炎など）/ 蛋白漏出性胃腸症
エネルギー代謝・利用障害		糖尿病
エネルギー消費の増大	代謝亢進	甲状腺機能亢進症 / 褐色細胞腫 / 運動の過剰 / 発熱
	蛋白異化	悪性腫瘍 / 消耗性全身疾患（肺結核など）

〔肥塚直美：体重減少（るいそう）．日本医師会（編）：症状からアプローチするプライマリケア．p140–142, 医歯薬出版，2011, p140, 表 1 より改変〕

❓「体のどこかで，筋肉がぴくぴくすることはありますか？」

　患者はかなり前から，体のあちこちで筋肉がぴくぴくすることを自覚していました．

　診察すると，四肢，体幹，さらには舌にもぴくつきが認められました．このぴくつきは「線維束性収縮（fasciculation）」と考えられます．この fasciculation は，筋萎縮性側索硬化症（amyotrophic lateral sclerosis：ALS）に極めて特徴的な所見です（ただし，脱髄性末梢神経疾患などでもみられます）．

　Fasciculation を確認するポイントは，まず筋肉の収縮をとり，完全に安静にさせることです．そのうえで，fasciculation は数秒に 1 回あるいは 1 分間に 1 回程度の頻度であるため，少なくとも 30 秒はじっと観察する必要があります．疲れたときなどに目の周りがぴくつくことを経験しますが，そのぴくつきとは頻度が数 Hz と早い点で異なります．「ぴくつき＝

すべて ALS」と思い込んで不要な心配をしすぎないことも大切です．

そのほか，fasciculation と鑑別すべき症状としてはミオキミア（myokymia）や contraction fasciculation などがあり，臨床的に fasciculation が疑われた場合は，最終的には針筋電図検査などによる確認が必要になります．ここからは，専門医（脳神経内科医）に任せてよいところです．

> 神経学的所見では構音・嚥下障害があり，咽頭反射（gag reflex）は消失，舌の萎縮と fasciculation を認めた．四肢の筋力は MMT で 3 から 4＋程度に低下し，四肢・体幹に fasciculation を認めた．腱反射は四肢で亢進し，病的反射として Chaddock 反射が両側で陽性，下顎反射も亢進していた．針筋電図検査を施行し，ALS と診断した．呼吸器装着の希望はなく，自宅に帰ることが第一の希望だったため，往診医などの手配のうえ，退院された．退院早期に自宅にて永眠された．

上記のように，下位運動ニューロン徴候（筋萎縮，fasciculation, gag reflex の消失）および上位運動ニューロン徴候（四肢腱反射亢進，病的反射陽性）の存在および針筋電図検査結果から，ALS と診断しました．

わが国における ALS の発症率は，1.1〜2.5 人/10 万人/年，有病率は 7〜11 人/10 万人と推計されており，一般的な疾患とは言えません．個人差はあるものの発症から死亡もしくは侵襲的換気が必要となるまでの期間の中央値は 20〜48 か月であると報告されており，重篤な疾患と言えるでしょう．**診断をしたその瞬間から緩和ケアが始まる**意味でも，重篤な疾患と言えるのではないでしょうか．

いまだに根治させる治療法はありませんが，少しでも進行を遅らせるためにできるだけ早期に薬物療法（リルゾール内服）を開始することが大切ですし，QOL を改善するさまざまな医療・ケアがあるので，それらを導入

することも重要です．本患者の場合，悪性腫瘍の存在，肺気腫などもありましたが，もしも筋肉のぴくつきの有無を聴いていれば，もっと早期にALSの存在が診断できた可能性があり，残された時間をもっと有効に過ごすことができたかもしれません．

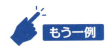
もう一例

症例
患者 50歳台，男性
主訴 体重減少，疲れやすい
病歴 3か月前に体重減少（3か月で5 kg減少）と疲れやすさを自覚．ボタンの留めはずしが難しく感じており，近医を受診したものの明らかな異常はなく経過観察とされた．その後，他院で各種血液検査，腹部超音波検査，全身CT検査などを受けても明らかな異常はなく，「食事がおいしくない」という発言や，仕事で責任ある役職に就く予定があったことから，うつ状態ではないかと診断されていた．右腕の痛みがあったため当科に紹介受診した．

　受診時には，**半年間で約7 kgの体重減少**（57 kgから50 kg）を認めていました．この患者もぴくつきについて聴くと，**前胸部のぴくつきを自覚**されており，診察では四肢にもfasciculationを認めました．針筋電図検査などを行い，ALSと診断しました．

　この患者の場合ももう少し早くぴくつきを聴いたり，確認したりしていれば，診断も早くついたかもしれません．しかし一人目の患者よりは早くALSとわかったので，残された時間をどうしたら有意義に過ごせるか，検討する猶予がありました．

　ALSは原則感覚障害がないこと，急に麻痺は起こらないことから，筋力低下も漠然とした疲労のためなどと考えられることがあります．飲み込みにくさからくる体重減少も，食欲低下と思われる可能性があります．存

在しない悪性腫瘍を探し続ける前に，筋肉のぴくつきを聴くことが，少しでも早い診断のために大変有用と思われます．

まとめ

- 体重減少の原因は……筋萎縮性側索硬化症（ALS）（✗うつ病）
- 今回の"問診力"……体重減少の場合，ALS を鑑別するために筋肉のぴくつきがないかどうかを聴く．

その他の症状

症例 20：疲れやすい

症例

患者 50歳台，男性

主訴 疲れやすい

病歴 2週間前から体がだるく，両腕に力が入りにくいと感じるようになった．近医で甲状腺機能低下症を指摘され，レボチロキシンを服用したが，改善しなかった．物が二重に見えるようになり，脚の力も入りにくくなり，飲み込みが難しいと感じるようになったため耳鼻科を受診したが，異常なしと言われた．脳神経外科も受診し，頭部CT検査を施行されたが異常なしと言われた．そのため脳神経内科を紹介され受診した．

　患者は「**疲れやすさ**」を訴えています．「疲れやすさ」は，睡眠不足・多忙，食生活やストレスなどからも生じます．疾患としては，貧血，肝疾患，糖尿病，下痢，感冒や甲状腺機能低下症などが鑑別に挙げられると思われます．神経筋疾患に関しても，筋力低下を来す疾患であればどのような疾患であれ疲れやすいと感じるようになりますので，鑑別に挙がります．

　このように多くの原因が考えられる「疲れやすさ」ですが，神経筋疾患に属する，ある重篤な疾患を見逃さないために，その疾患を念頭においた病歴聴取が重要になります．さて，その疾患とは何であり，どのような病歴聴取が必要なのでしょうか？

128　第2章　よく診る症状別症例集

> **つづき**
>
> 当院受診時の採血検査では，TSH 55.9 mIU/mL（正常値 0.4〜6.0），free T$_4$ 0.7 ng/dL（正常値 0.8〜1.6），CK 1,570 IU/L（正常値＜180 IU/L）であった．そのため，甲状腺機能低下症およびそれに伴うミオパチー（筋疾患）と考えられた．

近医ですでに指摘され，レボチロキシンにて治療されていましたが，当院受診時の採血においても，低下症と考えうる状況が認められました．

甲状腺機能低下症では，「疲れやすさ」のほかに，ミオパチーのために筋力低下を来し得ます．当院受診時のクレアチンキナーゼ(CK)は高値であり，ミオパチーが存在しているとして矛盾しませんでした．**複視**も甲状腺眼症による可能性があります．甲状腺眼症は甲状腺機能亢進症(Basedow病)が有名ですが，低下症(橋本病)でも生じるとされています．

では，患者の主訴である「疲れやすさ」や四肢の筋力低下，複視は，やはり甲状腺機能低下症によるものと直ちに断定してよいでしょうか？

> **つづき**
>
> 近位筋優位の筋力低下が認められ，腱反射も減弱しており，CK高値と合わせて，ミオパチーの可能性がさらに高まった．その評価のため，針筋電図検査が依頼された．

ここで私(黒川)に針筋電図検査の依頼がありました．確かに甲状腺機能低下症はありますし，ミオパチーの検索・評価は必要ですが，念のため針筋電図検査の際に以下のような質問をしました．

Q その1 「力の入りにくさは，休むとすぐに回復しますか？」

この患者の場合，食事をすると，すぐにあごが疲れて噛むことができなくなり，飲み込みも難しくなるけれど，休むとまた噛んだり，飲み込んだりができる，とのことでした．このように同じ動作を繰り返すとすぐに疲

れるが，休むと症状が改善するような状態を，「**易疲労性がある**」と考えます．

Q その2 「症状は朝方からありますか？」

　患者は，当初は朝方にはだるさもなく，夕方から腕のだるさを感じていた，とのことでした．このように，朝方には症状がない，あるいは軽度であるが，昼から夕方にかけて症状が増悪するといった変化がある場合，「**日内変動がある**」と考えます．

　ミオパチーの場合も，筋力低下から「疲れやすさ」が生じ，夕方のほうが脱力も強くなる可能性はありますが，本患者のように易疲労性や日内変動が顕著である場合は，神経筋接合部の伝達障害を来す疾患（神経筋接合部疾患）を鑑別に挙げるべきです．すなわち，**重症筋無力症**と Lambert-Eaton **筋無力症候群**（Lambert-Eaton myasthenic syndrome：LEMS）です．

　そこで，針筋電図検査と合わせて，神経筋接合部の機能を評価するため，反復刺激試験を施行したところ，著明な漸減現象（waning 現象）が認められ，神経筋接合部での伝達障害の存在が確認されました（**図**）．

　さらに，テンシロン試験*を行うと，眼球運動障害や近位筋の筋力低下が明らかに改善したため，主訴の原因として，神経筋接合部障害が大きく関与していることが確認できました．

　つまり，この患者は，甲状腺機能低下症と重症筋無力症を合併しており，複視や筋力低下にはむしろ重症筋無力症のほうが関係していたわけです．

---

*　コリンエステラーゼ阻害薬であるエドロフォニウムを投与し，眼球運動制限・複視や眼瞼下垂，四肢の筋力低下が改善するかどうかをみて，神経筋接合部の機能を評価する検査．

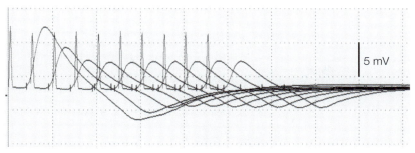

図 反復刺激試験
副神経刺激,僧帽筋記録による3 Hz低頻度反復刺激検査にて,56％の漸減現象を認める(10％以上の漸減現象は異常).

> **つづき**
>
> 　重症筋無力症に対して,直ちに免疫グロブリン大量静注療法(IVIg)などを開始したが,呼吸筋障害も来したため,一時呼吸器装着で対応した.胸部CTにて胸腺腫瘍を認めたため,腫瘍摘出術も施行し,早期に呼吸器から離脱し,無事退院した.なお,後日判明した抗アセチルコリン受容体抗体は133.0 nmol/L(正常値＜0.3 nmol/L)であった.

　もしも,今回甲状腺疾患を見つけたからといってその治療だけをしていたら,呼吸障害を来した際に適切な対応ができなかった可能性がありますし,早期の呼吸器離脱もできなかったでしょう.

　重症筋無力症に他の自己免疫疾患が合併することはよく知られており,重症筋無力症全体の8〜15％程度に合併が認められます.合併疾患としては甲状腺疾患(Basedow病や橋本病),膠原病(関節リウマチや全身性エリテマトーデス)が高頻度と言われています[1].一つの疾患を診断した場合,それで安心せず合併症の可能性も念頭におくことが大切だと思います.

　また,もしも重症筋無力症と診断できていなければ,胸腺腫瘍の検索もできなかった可能性があります.この患者の場合,浸潤性胸腺腫でしたので,もし発見が遅れた場合には術後放射線療法の線量にも影響すると思われ,その意味でも適切な診断が重要であったと考えます.

ちなみに，少し難しい話になるかもしれませんが，患者の**腱反射は減弱**していました．甲状腺機能低下症のために腱反射が減弱していたものと思われます．重症筋無力症では腱反射は正常あるいは亢進傾向の場合も多いので，腱反射の結果のみからは重症筋無力症の存在を予想できなかったのです．今回も神経学的所見よりも病歴聴取が有用であったと思います．

　神経筋疾患の中で，呼吸障害を生じやすい三大疾患として，**Guillain-Barré 症候群（GBS）**，**重症筋無力症**と**筋萎縮性側索硬化症（ALS）**が挙げられます．特に前二者は急速に呼吸不全を生じる可能性があるため，neurological emergency disease とされており，プライマリ・ケアにおいても診断を疑うことが必要となります．

　「疲れやすい」という症状の場合，内科的疾患や精神科的疾患が一般的ですが，例えば，うつ状態などと診断して安易に筋弛緩薬を投与して症状を悪化させたりすることがないように，重篤な疾患としての重症筋無力症を鑑別するため，「易疲労性」と「日内変動」を病歴から確認することが大切と考えます．

まとめ

- 疲れやすさの原因は……重症筋無力症（✖甲状腺機能低下症）
- 今回の"問診力"……疲れやすいという訴えがある場合，重症筋無力症を鑑別するために易疲労性と日内変動を聴く．

文献

1) Drachunan DB. Myashtenia garavis. N Engl J Med 330(c25)：1797-1810, 1994.

索引

欧文

A

Alzheimer 病（Alzheimer's disease：AD）
　　110, 116
amyotrophic lateral sclerosis（ALS）　124, 132
asterixis　88

B

Basedow 病　129
Behçet 病，神経　14
Bell 麻痺　17
benign paroxysmal positional vertigo（BPPV）
　　15
―― の診断基準　54

C

cerebral venous sinus thrombosis（CVST）　12
Chaddock 反射　125
chronic inflammatory demyelinating polyneu-
　ropathy（CIDP）　107
CO 中毒　19
contraction fasciculation　125
convulsive syncope　92, 117
cortical spreading depression（CSD）　30
Creutzfeldt-Jakob 病　19

D

dementia with Lewy bodies（DLB）　110, 118
diabetic polyneuropathy（DPN）　104
diffusion tensor imaging（DWI）　8
disequilibrium　14, 59
dizziness　13, 59

F

faintness　14, 59
fasciculation　124
flapping tremor　88

flick sign　67

G

gag reflex の消失　125
giddy sensations　14, 59
Guillain-Barré 症候群（Guillain-Barré syndrome：
　GBS）　16, **76**, 132

I

intravenous immunoglobulin（IVIg）　76, 108, 131

J

juvenile myoclonic epilepsy（JME）　89

L

L5 神経根症　98
Lambert-Eaton 筋無力症候群（LEMS）　130
Lewy 小体型認知症　110, 118
light-headedness　14, 59

M

major bleeding　23
Ménière 病　14, 45
minor leak　23
movement disorders　117
myokymia　125

N

new headache　**12**, 25, 28, 33, 38
new vertigo　14, 49, 53
nonconvulsive status epilepticus（NCSE）　96

O

ossification of posterior longitudinal ligament
　（OPLL）　108

133

P

Parkinson 病　124
phase reversal　117
presyncope　14, 59
proximal symptom，手根管症候群の　67

R

REM sleep behavior disorder（RBD）　119
reversible cerebral vasoconstriction syndrome
　（RCVS）　12
ring finger splitting　68

S

spontaneous intracranial hypotension（SIH）　12

T

tandem gait　52
thunderclap headache　12
Tinel 徴候　6, 68
Todd 麻痺　94
transient ischemic attack（TIA）　8, 14, 45
　――，椎骨脳底動脈系の　18, 60, 63
transient-loss of consciousness（T-LOC）　17
treatable dementia　111

U

unsteadiness　14, 59

V

vascular dementia（VaD）　110, 118
vertigo　13, 43, 48, 53, 59
　―― のレッドフラッグ　14

W

Wallenberg 症候群　8, 50, 62
waning 現象，反復刺激試験　130
Wernicke 脳症　19
wide-based gait　111

和文

あ

明らかな誘因がないめまい　53
アキレス腱反射の低下　106
圧迫性橈骨神経麻痺　66
圧迫性ニューロパチー　17
圧迫性末梢神経障害　99

い

意識障害　18
意識消失
　――，一瞬の　86
　――，繰り返す　80
　――，長時間の　19
異常感覚　16, **65**, 71, 75
位相逆転　117
一次性頭痛　10, 22, 27
一過性意識消失　17
　―― のレッドフラッグ　18, 61
一過性脳虚血発作　8, 14, 45
　――，椎骨脳底動脈系の　60, 63
易疲労性　130
咽頭反射の消失　125

う・え

運動障害　16, **65**, 75
嚥下障害　15, 50, 62

お

嘔吐　52, 55, 57
悪心　36, 39
音過敏　36, 39, 55, 57

か

下位運動ニューロン徴候　125
開眼　19
開脚歩行　111
回転性めまい　13, 48, 62
潰瘍性大腸炎　124
可逆性脳血管攣縮症候群　12

拡散強調画像　8
下垂手　102
下垂足　98
下垂体卒中　12
肩こり　57
褐色細胞腫　124
カルバマゼピン　40
感覚異常　62
感覚障害　15, 50, 105
　──, 手袋靴下型の　106
感覚鈍麻　16, **65**, 71
眼振, 回旋性の　44
肝性脳症　19, 88
関節リウマチ　131
眼前暗黒感　19
間代性けいれん　92, 116
間代発作　81
顔面のしびれ　46, 63
顔面を含むしびれ　16
顔面蒼白　19

き

器質的心疾患　18
偽前庭徴候　51
吃逆　88
急性症候性発作　93
　── を来す主な原因　94
急性発症のしびれ　16
急性副鼻腔炎　12
強直間代発作　81, 86
強直発作　81
胸痛　19
拒食　124
起立性低血圧　18, 61, 87
筋萎縮　125
筋萎縮性側索硬化症　124, 132
緊張型頭痛　10, 27, 34, 55
筋力低下　16

く

くも膜下出血　8, 10, 12, 19, **29**
群発頭痛　28, **41**

け

警告出血　23
頸椎症　17
頸椎症関連疾患　71
頸椎症性神経根症　66, 72
頸椎症性脊髄症　108
頸動脈・椎骨動脈解離　12
けいれん　19
　──, 間代性の　92
　──, もの忘れのある患者の　116
血管性認知症　110, 118
血管迷走神経性失神　18, 61, 87
欠神発作　90
結膜充血　41
幻視　119
限局性麻痺　98
腱反射の減弱　77, 132
腱反射の消失　77

こ

高カルシウム血症　19
高血圧性脳症　19
後縦靱帯骨化症　108
甲状腺眼症　129
甲状腺機能亢進症　124, 129
甲状腺機能低下症　19, 111, 129
高炭酸血症　19
高ナトリウム血症　19
項部硬直　6
高齢者てんかん　113, 117
小刻み歩行　118
固縮　118
固定姿勢保持困難　88

さ

錯感覚　16
三叉神経痛　28

し

四肢腱反射亢進　125
四肢失調　51
四肢麻痺, 急性発症の　77
失神　17, 80, 86

索引　135

失神とてんかんの鑑別ポイント　19
失神感　14, 59
自発的異常感覚　16
しびれ　15
──, 感覚が鈍い感じの　70
──, ビリビリする　64, 75
── の病態による分類と代表的な表現　16
── のレッドフラッグ　16
しびれ感, 顔面の　46
締め付け感　22
若年ミオクロニーてんかん　89
斜台部の血腫　12
しゃっくり　88
重症筋無力症　130, 132
手根管症候群　67, 71, 108
腫瘍　19
上位運動ニューロン徴候　125
状況失神　87
小脳梗塞　15
小脳の脳血管障害　13
初期喚声　19
徐脈性不整脈　18
神経 Behçet 病　14
神経筋接合部疾患　130
神経性食思不振症　124
神経調節性失神　18, 60, 87
神経痛　**39**
心原性失神　**17**, 18, 60, 83, 87
心原性ショック　19
心原性脳塞栓症　102
浸潤性胸腺腫　131
真性めまい　**13**, 43, 48, 53, 59
── のレッドフラッグ　14
振戦　117
振動覚の参考正常値　105

す

水頭症　25
髄膜炎　10
髄膜刺激徴候　8
睡眠時ミオクローヌス　88
頭重感　22
頭痛　**10**, 19
──, 頭が重い感じのする　33
──, 視界がキラキラする　27
──, 締め付けられるような　22

──, 片側のみの　38
── のレッドフラッグ　11, 22, 28, 33, 38

せ

正常圧水頭症　111
切迫性脳ヘルニア　24
線維筋痛症　69
線維束性収縮　124
閃輝暗点　28, 55
漸減現象, 反復刺激試験　130
先行感染, Guillain-Barré 症候群の　76
前失神　14, 59
全身性エリテマトーデス　131
前兆としての動悸・胸痛　18, 61
前庭性片頭痛　14, **56**
── の診断基準　57
前庭神経炎　14
前庭てんかん　14
全般発作　81
せん妄　19

そ

側頭葉てんかん　14
咀嚼嚥下障害　124

た

大後頭神経痛　39
第三脳室コロイド嚢胞　12
大耳介神経痛　39
体重減少　122
帯状疱疹　40
大発作　81, 86
多棘徐波　95
脱髄性疾患　79
脱髄性末梢神経疾患　124
多発性硬化症　14, 79
多発ニューロパチー　106
単純ヘルペス脳炎　19
蛋白漏出性胃腸症　124
単麻痺　98

ち

中枢性神経系血管炎　12
中枢性前庭系の障害　13
長時間の意識消失　19
長趾屈筋　100
治療可能な認知症　110

つ

椎骨脳底動脈系の一過性脳虚血発作（TIA）
　　　　　　　　　　　　　　18, 60, 63
疲れやすい　126, 128
つぎ足歩行　52

て

低血糖　19
低ナトリウム血症　19
手の神経支配　72
手袋靴下型の感覚障害　106
手袋靴下型の感覚鈍麻　76
電解質異常　19
てんかん　14, 17, 60, 80, 86
　──，てんかん発作との違い　93
　── と失神の鑑別ポイント　19
てんかん性放電　95
てんかん発作　93, 116
テンシロン試験　130

と

頭蓋内圧亢進症状　25
動悸　19
動作緩慢　16
頭頂葉てんかん　14
糖尿病　124
糖尿病性昏睡　19
糖尿病性多発ニューロパチー　69, 104
糖尿病性多発神経障害の簡易診断基準　108
特発性低髄液圧症候群　12
特発性低髄液圧性頭痛　24
突然発症　28, 33, 38
　── の頭痛　**12**, 23

な・に

内分泌障害　19
二次性頭痛　**10**, 12, 22, 27
日常生活への支障　39
日内変動，症状の　130
ニューロパチー　99
尿毒症性脳症　19
認知症　110, 124
　── と高齢者てんかんの鑑別　113

ね・の

熱中症　19
脳炎　19
脳幹梗塞　8, 15, 44
脳幹の脳血管障害　13
脳血管障害　64, 43, 49, 71, 98
　──，脳幹・小脳の　13
脳梗塞　12
脳出血　19
脳腫瘍　124
脳静脈洞血栓症　12
脳内出血　12
脳膿瘍　19

は

パーキンソニズム　118
肺結核　124
敗血症性ショック　19
発汗　41
橋本病　129
羽ばたき振戦　88
バラシクロビル　40
汎下垂体機能低下症　19
反復刺激試験　130

ひ

光過敏　36, 55
非けいれん性てんかん重積状態　95
腓骨神経障害　98
皮質拡延性抑制　30
皮疹　40
非心原性失神　18, 60, 87
ビタミンB_1欠乏症　19

索引　**137**

ビタミンB$_{12}$欠乏　111
鼻閉　41
病的反射陽性　125
頻脈性不整脈　18

ふ

複雑部分発作　86, 113
複視　15, 44, 50, 129
副腎不全　19
不整脈　18
浮動性めまい　13
不明確なめまい感　14, 59

へ

閉眼足踏み試験　52
平衡障害　14, 59
片頭痛　10, 27, **34**, 55
　── の誘発因子　36
片麻痺　98

ほ

膨隆疹　40
歩行困難　104

ま

末梢性前庭系の障害　13
慢性炎症性脱髄性多発根ニューロパチー　107
慢性硬膜下血腫　19, **23**
慢性膵炎　124

み

ミオキミア　125
ミオクローヌス　88, 117
ミオクロニー発作　88
ミオパチー　129
未破裂脳動脈瘤　12
脈拍触知不良　19

む・め

無動　118
明確な誘因がない一過性意識消失　18, 61
明確な誘因がないめまい　49
めまい　13
　──, 意識が遠のくような　59
　──, 繰り返す　43
　──, ぐるぐる回る　48
　──, 数年前からの　53
　── の病態による分類と代表的な表現　14
免疫グロブリン大量静注療法　76, 108, 131

も

もうろう状態　19
もの忘れ, 急に進行する　110
もの忘れのある患者のけいれん　116

や行

薬物中毒　19
葉酸欠乏　111

ら・り

雷鳴頭痛　12, 23
流涙　41
良性発作性頭位めまい症　14
　── の診断基準　54

れ

レッドフラッグ
　──, 意識消失の　61
　──, 一過性意識消失の　18
　──, しびれの　16
　──, 真性めまい（vertigo）の　14
　──, 頭痛の　11, 22, 28, 33, 38
レム期睡眠行動異常症　119

ジェネラリスト BOOKS シリーズ 好評発売中

価格は本体価格です。

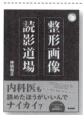

整形画像読影道場

カラー

著　仲田和正

● 頁164　2019年　3,600円　[ISBN978-4-260-03833-1]

内科医もこれは読めたほうがいいんでナイカイ？　首・肩・手・腰・足の痛み、読み解きます。子どもの骨＆関節の特徴もわかる。レベルアップのための練習問題も付いてます。

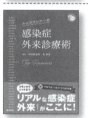

トップランナーの感染症外来診療術

カラー

編集　羽田野義郎／北　和也

● 頁352　2019年　4,200円　[ISBN978-4-260-03633-7]

外来で遭遇する感染症への基本的な対応からワンランク上の対応まで、この領域のトップランナーたちが自身の診療や過去の経験などを踏まえながら解説。本書を読めば外来で診る感染症診療の質が上がる！

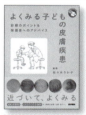

よくみる子どもの皮膚疾患
診療のポイント＆保護者へのアドバイス

カラー

編集　佐々木りか子

● 頁256　2018年　4,000円　[ISBN978-4-260-03620-7]

エキスパート直伝！　豊富な症例写真と解説で、的確な診断・治療・紹介へ。新生児から思春期までの皮膚の common disease とホームケア指導がよくわかる！

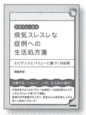

外来でよく診る
病気スレスレな症例への生活処方箋
エビデンスとバリューに基づく対応策

執筆　浦島充佳

● 頁212　2018年　3,600円　[ISBN978-4-260-03593-4]

生活習慣病の症例を中心に、一般内科外来で遭遇するグレー（治療適応かどうかギリギリ）な症例への、エビデンスとバリュー（患者の価値観）を基盤としたアプローチを示す。

いのちの終わりに どうかかわるか

編集　木澤義之／山本　亮／浜野　淳

● 頁304　2017年　4,000円　[ISBN978-4-260-03255-1]

総合診療医や内科医、およびそれを取り巻くメディカルスタッフに求められるエンド・オブ・ライフ患者へのかかわり方の知識とスキルをまとめた1冊。

ジェネラリスト BOOKS

病歴と身体所見の診断学
検査なしでここまでわかる

執筆　徳田安春

● 頁210　2017年　3,600円　[ISBN978-4-260-03245-2]

症例をもとに、指導医と研修医の問答形式で感度・特異度・尤度比の使い方が学べる実践書。付録には、即戦力となる「感度・特異度・尤度比一覧」のPDFを収載。

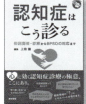

認知症はこう診る
初回面接・診断からBPSDの対応まで

編集　上田 諭

● 頁264　2017年　3,800円　[ISBN978-4-260-03221-6]

「認知症は日常的に診るけれど、イマイチ診方がわからない。薬を出すだけでいいの？」かかりつけ医のそんなお悩みに効く本。豊富な事例とともに手法をレクチャー。

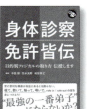

身体診察 免許皆伝
目的別フィジカルの取り方 伝授します

カラー

編集　平島 修／志水太郎／和足孝之

● 頁248　2017年　4,200円　[ISBN978-4-260-03029-8]

"最強の一番弟子"にならないか？　便利な機器が常にあるとは限らない。視て、聴いて、触って、嗅いで、rule in/rule outできる身体診察を身につけよう。

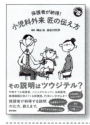

保護者が納得！
小児科外来 匠の伝え方

編集　崎山 弘／長谷川行洋

● 頁228　2017年　3,800円　[ISBN978-4-260-03009-0]

その説明はツウジテル？　不安そうな保護者、パニックになっている保護者、無理難題を訴えてくる保護者、外来にいませんか？　保護者が納得する説明の仕方、教えます。

健診データで困ったら
よくある検査異常への対応策

編集　伊藤澄信

● 頁192　2017年　3,600円　[ISBN978-4-260-03054-0]

外来で一般医が困る健診データ異常のパターンを集め、基本対応とそのエビデンスをわかりやすく示した内科外来に欠かせない一冊。